JN025154

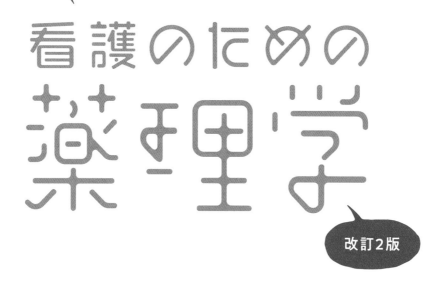

はじめる！つかえる！

看護のための薬理学

改訂2版

時政孝行 著

南山堂

改訂2版 刊行にあたり

　薬理学は日々新しい情報が更新されています．また，最近の看護師国家試験へ向けての学習計画，読者の意見などを踏まえ，改訂を行うこととなりました．本改訂にあたり，著者 時政孝行先生に多大なるご尽力を賜りましたが，ご執筆を終えられた2022年初夏，残念ながらご逝去されました．時政先生には，薬理学をはじめ看護教育の礎をなすさまざまな学問の教科書編集に取り組んでいただきました．これまでのご指導に感謝を申し上げるとともに，謹んで哀悼の意を表します．

　今改訂の正確性については，時政先生の記述を尊重しつつ，鈴鹿医療科学大学薬学部教授 大井一弥先生にご確認いただきました．

　本書の刊行にあたり，ご協力頂きましたみなさま，本書を手に取ってくださった読者のみなさまへ，編集部一同，心よりお礼申し上げます．

2023年1月

株式会社南 山 堂

初版の序

　21 世紀になってわが国の医療をめぐる環境変化が加速しています．たとえば，チーム医療という考え方にそって治療方針をチーム（医師や看護師を含む多職種から成る混成チーム）で共有することが必要になりました．これからは看護師がチームリーダーとして能動的な役割を果たすシーンが増えるでしょう．

　さて，今後医療の世界に入ってくる若者を育てるための高校教育制度も激変しました．具体的には新しい学習指導要領にそった高校理科の再編成．平成 24 年度スタートなので，平成 27 年春には新課程修了者が誕生したはずです．履修課程全般ではなく生物基礎（旧課程の生物 I 相当）と化学基礎（同じく化学 I に相当）のみの履修で高校理科を卒業した人もいるのではないでしょうか．

　しかし，高校理科（物理・化学・生物）の履修不足は少々やっかいな問題を引き起こします．癌と抗癌薬を例にして問題点を説明しましょう．癌は DNA が異常になり細胞の正常な構造と機能が破綻しかかった（あるいはすでに破綻した）状態ですが，DNA の複製と密接に関係した化学物質が抗癌薬として使われます．高校生物で DNA の複製はしっかり教えられていますが，ここを身につけていなければ，薬理学でいきなり DNA と抗癌薬の話が登場して冷や汗をかくことになります．

　そこで，高校理科からの繋がり＆橋渡しを最重要課題とした薬理の入門書をつくることにしました．「はじめる！つかえる！看護のための薬理学」というタイトルは薬の勉強を「はじめる」のに最適，臨地実習にも「つかえる」という意味です．

　本書の内容を簡単に紹介します．第 1 章が本書全体のイントロダクション．薬理学を学ぶ理由と重要性を確認するのはもちろんですが，大学入学までに学んだ理科，大学入学後に学ぶ生理学，そして 2 章以降に共通した薬に関する重要事項が確認できます．第 2 章から第 6 章までが薬理の各論で，理科の学習範囲を確認してから薬の話に進める，必要に応じて関連する生理学や病理学を確認できるようにしました．紹介する薬の数はできるだけ抑えています．看護計算（看護師による薬用量計算）と法令については独立した 2 章（第 7 章と第 8 章）を設けました．正しい計算と法令遵守は医療事故防止の第一歩．国家試験では非常に重要視されています．すべての章に過去 10 年分から厳選した看護師国家試験の過去問題を例題や練習問題として取り上げました．国家試験対策の虎の巻にできると確信しています．

　なお，本書は高校生の理科の知識があれば読めるようにまとめましたが，それでも理解が難しいときは，南山堂「基礎教養シリーズ」の「まるわかり！基礎物理・化学・生物」を併せ読んでいただければ大丈夫ということを強調しておきたいと思います．

　2016 年　晩秋

時 政 孝 行

Contents

第3章 代謝に関連する薬 ――――――――― 55

第4章　抗炎症薬，化学療法薬，消毒薬 ──── 77

Contents | ix

本書の読み方

　本書は将来，看護師を目指す学生のために作られた薬理学の教科書です．どんな病気に薬を使うか，その薬がどのように効くのかを学んでいきます．国家試験の突破も重要なので，その手助けもしていきます．

　本書をフル活用するために，最初に次のルールを確認してから読み進めて下さい．なお，はじめて本書を読むときは，Column，わんポイント，ADVANCE は，スキップして読み進めてみてください．これらは一歩踏み込んだ知識なので，さらに理解を深めたいときに読むのがオススメです．

はじめに	その章で学ぶことを簡潔にまとめています．
赤文字	国家試験でよく問われる重要な部分を赤文字で表しています．
下　線	注意深く読んでおきたい文章に下線を引いています．
記号の意味	∴（したがって），∵（つまり）を表しています．
グレー背景	計算式への補足・注意などを表しています．
例　題	本文の理解を深めるための問題です．すぐ下に解説，右下に解答を掲載しています．
章末問題	過去に出題された看護師国家試験から，その章に関連した問題を掲載しています．
COLUMN	薬に関連した教養です．
わんポイント	本文の内容に関連した疾患や病態といった臨床に役立つ情報です．
ADVANCE	本文に登場する薬についてより深く知るための情報です．

ご注意

本誌に記載の内容は 2023 年 1 月時点のものです．薬の商品名，パッケージ，使用方法，販売中止等，変更される場合があります．予めご了承ください．

薬理ことはじめ

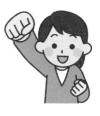

はじめに

　第1章は本書のイントロダクションとしての役目を果たす．前半では薬理学の学習目標を確認しながら，病態生理と薬の関係を再認識する．第2章以降の基礎となる重要事項が多い．後半では服用した薬物がどのように吸収，分布，代謝されるか（薬物動態学），作用点に到達後生体にどのような影響を与えるか（薬力学）の基礎を学ぶ．

A 薬理学とは

　薬理学は薬という化学物質と生体の相互作用を解明するサイエンスである．メインテーマは大きく分けて2つあり，1つは生体内での薬の作用点と作用機序を解明すること（薬力学），もう1つは作用点に到達するまでに薬がどのように吸収，分布，代謝されるか，あるいは作用後どのように体外に排泄されるかを解明すること（薬物動態学）である．作用には治療効果（主作用）だけではなく有害（副作用）なものもあり，その方面についての研究領域（毒性学）も広い意味では薬理学に含まれる．さらに視点を変えれば，生体を対象にするヒューマンサイエンスという側面もある．

1. 看護のための薬理

　医療のおもな目的は，患者が抱えているさまざまな問題点を的確に解決することである．そのためにはまず問題点を明確にして，それから解決策を立案し，実行し，評価することになる．この基本方針，いわゆる Plan-Do-See は医療の世界だけでなく会社や役所でも同じだろう．看護のおもな目的は問題を解決するための最適な看護／介護を提供することだが，医療チームの一員として解決策の全体像を把握することが必要不可欠なのである．そのためには看護，あるいは看護学の本質を理解していなければならない．

　看護学には2つの側面がある．1つは病人を看護／介護するという側面で，これは人間がテーマという意味では文学にも通じる．最もわかりやすい例としては親心，子供心，男心，女心なども含めた心のケアなどがあげられる．もう1つはヒト（動物）を取り扱う理学の側面である．大学の理学部に数学科，物理学科，化学科，生物学科などがあることからもわかるように，理学とは数学，物理学，化学，生物学などの総称である．中学・高校で学習する理系4教科（数学，物理，化学，生物）はこれらの入門編，あるいはダイジェスト版と考えることもできる．なお，理学には「人」，「人間」，「個人」という用語はない．それぞれに対応するのは「ヒト」，「人体」，「個体」である．ちなみに，自然科学の一分野であるという考え方から，看護科学 nursing science という呼称もある．

さて，看護学校のカリキュラムの中で薬に関する講義や実習がどの辺りに位置づけられているかを整理してみよう．学校によって多少の違いはあるが，第1学年で物理学や生物学，解剖生理学，生化学など，第2学年で病理学，薬理学，臨床医学が組み込まれているのがスタンダードである．物理学や生物学は高校理科の復習という側面もあるが，より正確には上級編に相当する．解剖生理学のテーマは人体の構造と機能，つまり正常な形と正常な機能を臓器レベル，細胞レベル，遺伝子レベル，分子レベルで学ぶ．生化学では生命現象を支えている化学反応を学び，食事や服薬がいかにして化学反応を手助けするか説明できることをめざす．病理学と臨床医学で医療系科目が本格化し，それと平行して薬理学を学ぶという流れになる．ここで薬理学の学習目標を再確認しよう．学校によって多少異なるが，その要旨は以下のようにまとめることができる．

目標

- ・薬物動態（薬の吸収，分布，代謝，排泄）について知る．
- ・薬の用量反応曲線について知る．
- ・薬の作用と作用機序について知る．
- ・薬の臨床応用と副作用について知る．
- ・麻薬や毒薬の取り扱い方なども含めた薬学的管理について知る．
- ・上記5項目を実践するための知識を知る．

2. 薬物療法

薬は病気の診断や治療に欠かせない物質だが，投薬を間違うと毒にもなりうる．薬を使用するときはその目的を明確にし，使わないで済むなら使わない，使わざるを得ないと判断したらそのメリットとデメリットを承知した上で使用する，などといった姿勢が重要である．

要点

- ・病気の治療には内科的治療と外科的治療がある．
- ・治療には根治的療法と対症療法がある．薬物療法は対症療法になることもある．
- ・投薬のおもな目的はヒトの自然治癒力を薬により支えることである．
- ・自然治癒が見込めない場合は投薬も選択肢の1つとなる．
- ・薬には主作用と副作用がある．

3. 与薬の方法

与薬とは医療者側から患者に薬を提供（投与）することをいう．薬は物質と添加物からできているが，さまざまな投与経路に合うように設計されている．投与経路は錠剤の内服，溶液などの注射，貼付薬の貼付，軟膏の塗布などが一般的である（図1-1）．

どんな経路で与薬するにせよ，薬を目的部位に到達させることが肝要である．薬を臓器に到達させたいときに最も確実で迅速な方法は静脈内注射である．同様に，目的部位が皮膚であれば軟膏塗布，気管支粘膜であればエアゾールやドライパウダーの吸入を行う．剤形については後述の「薬の形」で解説する．

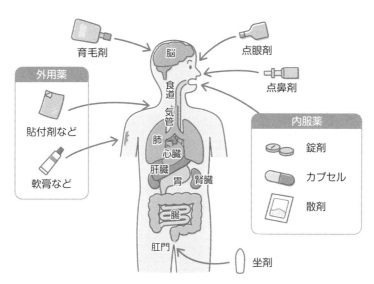

育毛剤　点眼剤　点鼻剤

外用薬

貼付剤など

軟膏など

脳
食道
気管
肺
心臓
肝臓
胃　腎臓
腸
肛門

内服薬

錠剤

カプセル

散剤

坐剤

図 1-1　いろいろな剤形といろいろな投与方法

4. 服薬指導

　服薬指導とは，患者に対して与薬する薬についての説明や情報提供を行うことである．薬機法や保健師助産師看護師法との関係が重要になってくるため，第8章で解説する．

5. 服薬コンプライアンス

　服薬コンプライアンスとは服薬遵守することである．薬の量を自己判断で調整しないことや服薬を中断しないことと大いに関係する．以下の症例は筆者が経験した具体例である．専門用語では怠薬という．

> **症例　アスピリンの怠薬**
> 　患者は77歳男性．脳梗塞後のリハビリ目的で入院．退院するまではアスピリンを内服していた．約2年後，急性腸炎のため同じ病院に入院したが，入院時検査で血小板凝集能が正常だった．つまり，在宅療養中にアスピリンを服用していなかった疑いが生じた．本人に問いただすと確かに飲んでいるとのことだったが，家族に問い合わせると自室内から数ヵ月分以上のアスピリンがみつかった．

6. 治療薬物モニタリング

　治療薬物モニタリング therapeutic drug monitoring（TDM）は薬物治療を安全かつ効果的に行うための検査方法の一つである．具体的には，患者の血中薬物濃度を測定し，その濃度が安全域を保つことができるように薬の用法の用量を調整することである．一般的には，中枢神経作用薬，強心薬，抗不整脈薬，気管支拡張薬，抗菌薬，免疫抑制薬などが適応している．

B 薬とは

1. 薬の歴史

　古代の薬は草木だった．たとえば，古代ギリシャの医師ヒポクラテスはヤナギの樹皮や葉を鎮痛薬や解熱薬として処方したといわれている．薬用成分はサリチル酸（**図1-2**）で，1800年代の終わりにヤナギ樹皮エキスから抽出精製された．代表的な草木由来の薬用成分を紹介すると**表1-1**のようになる．19世紀後半になると，薬用成分を化学合成できるようになった．サリチル酸とメタノールの反応で得られるサリチル酸メチル（貼付薬の主成分），サリチル酸と無水酢酸の反応で得られる解熱鎮痛薬であるアセチルサリチル酸（アスピリン）などが好例であろう．**表1-1**には記載していないが，植物由来の染料インディゴに関する研究から得られた解熱薬といえばアセトアミノフェンである．この薬は今でも非常に使用頻度が高い．

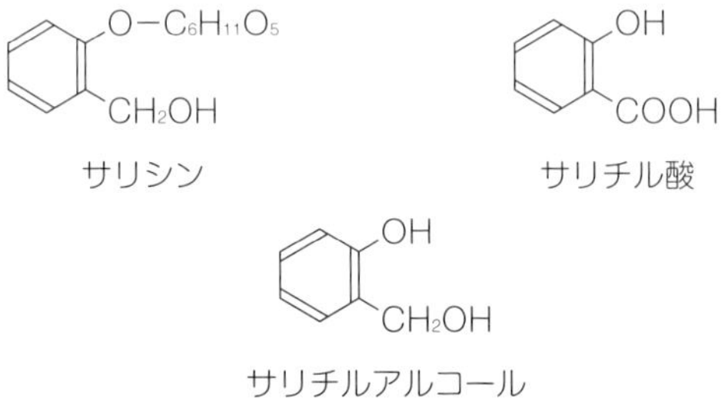

サリシン　　　　　　　　　サリチル酸

サリチルアルコール

図 1-2　サリシンとサリチル酸

サリシンは体内で加水分解されてサリチルアルコールとグルコースになり，さらに酸化されてサリチル酸になる．

表 1-1　植物から抽出された薬用成分

植　物	薬用成分	備　考
カラバルマメ	フィゾスチグミン	類似体のネオスチグミンは筋無力症治療薬
キナ	キニーネ	マラリアの特効薬
ケシ	モルヒネ	麻薬性鎮痛薬
コカ	コカイン	局所麻酔作用や中枢興奮作用あり
コーヒー	カフェイン	総合感冒薬の多くはカフェイン入り
ジギタリス	ジギトキシン	心不全の特効薬
ハシリドコロ[*1]	アトロピン	代表的な抗コリン薬
ヒヨス[*1]，ベラドンナ[*1]	スコポラミン，ヒヨスチアミン	
マオウ	エフェドリン	交感神経系の興奮作用あり
ヤナギ（樹皮）[*2]	サリシン，サリチル酸	アスピリンの原料
リンゴ（樹根）	フロリジン	尿細管でのグルコース再吸収抑制

[*1] ハシリドコロ，ヒヨス，ベラドンナはすべてナス科の植物．
[*2] ヤナギ樹皮から最初に得られた薬用成分はサリシン．そのサリシンから得られたのがサリチル酸．

美しい女性

アトロピンやスコポラミンが地下鉄サリン事件（1995年3月20日発生）の際，サリン中毒の特効薬として使われたことはあまりにも有名である．サリン中毒者の瞳孔は「針の穴」のように小さいのが特徴だが，アトロピンやスコポラミンは瞳孔に対してはサリンとは正反対に作用する．ベラドンナはイタリア語で「美しい女性」という意味である．これは昔の女性が瞳を美しくみせるためにベラドンナのエキスを点眼し，瞳孔を大きくしたことに由来する．フィゾスチグミン類似体のネオスチグミンは，筋無力症の治療薬としてだけではなく，各種市販点眼薬の成分としても使用されている．ネオスチグミンを点眼すると瞳孔は小さくなる．

異性体

分子式が同じで構造が異なる化合物どうしを互いに異性体（アイソマー isomer）と呼ぶ．異性体には構造異性体と光学異性体があり，高校化学ではブタンと2-メチルプロパンが前者，D-アミノ酸とL-アミノ酸が後者の例として引用されている．物質にある種の特殊な光を当てたとき，光が右に回転するものをD体，左に回転するものをL体という．表はあるOTC医薬品の成分表．成分中の「d-クロルフェニラミンマレイン酸塩」に注目．この成分はOCT医薬品の総合感冒薬に多用される抗ヒスタミン薬だが，L体には目的とする薬効がほとんど期待できないため，D体のみが配合されているものと考えられる．ちなみに，このかぜ薬に配合されているdl-メチルエフェドリン塩酸塩はD体とL体の混合物（ラセミ体）である．

表　OTC医薬品の成分例

成　分	はたらき
イブプロフェン	解熱作用を示し，痛みを和らげる
アセトアミノフェン	
d-クロルフェニラミンマレイン酸塩	鼻水・くしゃみを和らげる
dl-メチルエフェドリン塩酸塩	せき・たんを和らげる
ジヒドロコデインリン酸塩	せきを和らげる
無水カフェイン	頭痛を和らげる

2. 薬の形

　薬はおもに剤形という視点から，内服薬，注射薬，外用薬に分かれる．外用薬は内服薬と注射薬を除いた，人体に直接用いるすべての薬剤の総称である．代表的な外用薬は皮膚に塗る外皮用薬であるが，法律上は点眼薬，点鼻薬，点耳薬，口に含むが飲用しない口腔薬，そして肛門に用いる坐剤などはすべて外用薬として取り扱われる．前述した「与薬の方法」で触れたように，薬はまた，薬の形という視点から，固形薬と液状薬に大別される．おもな固形薬を表1-2，おもな液状薬を表1-3にまとめた．ただし，両者の中間的な薬もたくさんある．具体的には，軟膏や注入軟膏，硬膏（プラスター），エキス，パップ，テープ，エアゾールなどである．

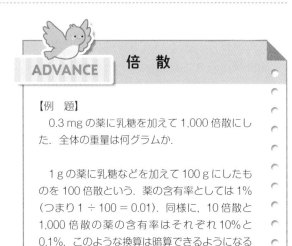

ADVANCE　倍　散

【例　題】
　0.3 mg の薬に乳糖を加えて 1,000 倍散にした．全体の重量は何グラムか．

　1 g の薬に乳糖などを加えて 100 g にしたものを 100 倍散という．薬の含有率としては 1%（つまり 1 ÷ 100 ＝ 0.01）．同様に，10 倍散と 1,000 倍散の薬の含有率はそれぞれ 10% と 0.1%．このような換算は暗算できるようになる必要がある．例題の答えは <u>0.3 g</u>．

　同じ薬がさまざまな剤形で利用されることもしばしばある．たとえば，狭心症治療薬の硝酸イソソルビドという薬には錠剤，カプセル，注射薬，スプレー，テープなど少なくとも 5 種類の形がある．

表 1-2　おもな固形薬

製剤名	特　徴	医薬品の例
散剤[*1]	粉末状で飛散しやすいのが難点	酸化マグネシウム
細粒	粒子状で散剤よりサラサラ	ポリカルボフィルカルシウム
顆粒剤	顆粒状で飛散しにくい	PL 配合顆粒[*2]
錠剤	薬と添加物を混ぜたあと，圧縮していろいろな形に整形したもの	アスピリン錠
舌下錠	舌下に入れ薬物を口腔粘膜から急速に吸収させる目的でつくられた錠剤	ニトログリセリン錠
トローチ	口中で徐々に溶解，または崩壊させて，口腔，咽頭などに適用する錠剤	テトラサイクリントローチ
カプセル	散薬や水薬をゼラチンなどのカプセルで包んだもの	インドメタシンファルネシル
坐剤	肛門内や腟内に挿入するためにつくられた固形剤	インドメタシン坐剤

[*1] 散剤では薬をそのまま使うと非常に少量になるので，調剤の正確さ，服用のしやすさなどのため，薬理作用のない化学物質（ブドウ糖や乳糖など）で薄めた倍散を使う（ADVANCE「倍数」参照）．
[*2] PL 配合顆粒は総合感冒薬で主成分はサリチルアミド，アセトアミノフェン，無水カフェイン，プロメタジンメチレンジサリチル酸塩．

表1-3　おもな液状薬

製剤名	特　徴	医薬品の例
注射薬	滅菌した医薬品の溶液，懸濁液，または乳液で，注射器を用いて体内に直接与薬できる	塩酸モルヒネ注射薬
シロップ	糖液に溶かした薬	セネガシロップ
チンキ	生薬をエタノールで浸出したもの	アヘンチンキ
リニメント	液状，または泥状の外用薬	フェノール亜鉛華リニメント
点眼薬	結膜に滴下する目的でつくられた薬	硫酸アトロピン点眼薬

シロップに似た剤形にエリキシルとリモナーデ，リニメントに似た剤形にローションがある.

C　薬の名称

1. 一般名

薬の名称を覚えるのは，数が非常に多く（少なくとも1,000以上），なおかつ，それぞれが3つの名前をもっているため大変である．3つの名前とそれぞれの特徴を下記にまとめた．

> **特 徴**
>
> 化学名：化学式をそのまま読んだもので，化学名がわかると構造式が描けるというもの．世界共通だが，非常に長いことが多く，一般的な使用には適さない．化学名を使うのは製薬会社の研究者や技術者が主であると思っても差し支えない．
>
> 一般名：実用性を考慮して化学名より簡単にした名前．世界保健機関（WHO）がつけた国際一般名と日本の厚生労働省がつけた医薬品名称調査会承認名に分かれる．ただし，両者はほぼ一致する．一般名は原則的に世界共通だが，国や地域によって名前が異なる場合がある．たとえば，解熱薬として処方されるパラセタモール paracetamol. 欧州ではそのままだが，日本と米国ではアセトアミノフェン acetaminophen を使う．
>
> 商品名：製薬会社がつけた名前で，商標名ともいう．製薬会社が意匠をこらすネーミングが特徴で，登録商標のマーク"®"が付く．ただし，同じ製品が別の国では別の名前で売られているケースも多い．

医療機関で働くほとんどの人は化学名を使用しないため，とくに断らないかぎり，本書に登場する薬の名前は一般名である．なお，商品名では国家試験には出題されないが，資格を取得してからは原則的に商品名を覚えることになる．類似した商品名も多く間違いは医療ミスにもつながるので注意が必要である．

2. 添付文書

その薬の一般名はもちろん，用法・用量，効能や副作用などを記載した書面を添付文書という．現在では，一般公開されているため，インターネットによりダウンロードして入手することが可能である．

　この項では生理学と薬の関連を解説する．キーワードは伝達物質，ホルモン，サイトカイン，受容体，細胞内情報伝達系とセカンドメッセンジャー，イオンチャネルとトランスポーター，酵素，そして2つの重要な反応系（カスケード）であるアラキドン酸系とレニン・アンジオテンシン系である．

1. 受容体と薬

1) 神経伝達物質と受容体

　受容体とは，それに特異的な化学物質（リガンド）と結合し細胞機能を変化させるタンパク質である．リガンドは生体内活性物質（伝達物質，ホルモン，サイトカインなど），天然毒，植物の薬効成分，化学合成された医薬品など．**表1-4**は「これだけは」という視点から選抜した神経伝達物質と受容体の一覧である．受容体は2種類（イオンチャネル内蔵型とGタンパク共役型）に大別されるが，アドレナリン・ノルアドレナリン，ドパミン，ヒスタミンについてはイオンチャネル内蔵型受容体が発見されていない．なお，受容体の分類は必要最低限のレベルに留めた．たとえば，セロトニンのGタンパク共役型受容体は10種類以上に分かれるが，これらはすべて非5-HT_3型とした．

表1-4　おもな神経伝達物質と受容体

伝達物質	受容体	
	イオンチャネル内蔵型	Gタンパク共役型
アセチルコリン	ニコチン性	ムスカリン性
アドレナリン・ノルアドレナリン	なし（未発見）	α，β
ドパミン	なし（未発見）	D_1，D_2
セロトニン（5-HT）	5-HT_3	非5-HT_3
ヒスタミン	なし（未発見）	H_1，H_2
グルタミン酸	NMDA型など[*1]	代謝型[*2]
γアミノ酪酸（GABA）	A型	B型

[*1] NMDAはN-メチル-D-アスパラギン酸 N-methyl-D-aspartic acid の略.
[*2] グルタミン酸のGタンパク共役型受容体は代謝型受容体でも通用する.

2) ニコチン性受容体

　図1-3はニコチン性受容体の模式図である．神経細胞と骨格筋の間に形成されるシナプス（別名は神経筋接合部，p.36，ADVANCE参照）をイメージして描かれている．神経細胞から放出されたアセチルコリン（ACh）がニコチン性受容体に結合すると，イオンチャネル内臓型受容体が開孔，その孔を通りNaイオンが流入する結果，骨格筋が興奮するという不思議な現象が起こる．AChは酵素コリンエステラーゼ cholinesterase（ChE）の作用でコリンと酢酸に分解される．図には描かれていないが，分解産物コリンはトランスポーターによって神経細胞に取り込まれ，再びACh合成の原料に供される．AChやChEに関連した医薬品については後述する．

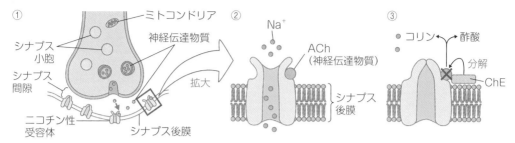

図 1-3　ニコチン性受容体のイメージ図

神経細胞から放出されたアセチルコリン（ACh）がニコチン性受容体に結合すると、イオンチャネル内臓
型受容体が開孔し、その孔を通り Na イオンが流入する．ACh は酵素コリンエステラーゼ cholinesterase
（ChE）の作用でコリンと酢酸に分解される．

（小林秀明 著, まるわかり！基礎生物. p.108, 南山堂, 2014 から引用，一部改変）

3）受容体の全体像

　生体内活性物質（伝達物質，ホルモン，サイトカインなど）の受容体をその構造と機能に基づいて分類すると**表 1-5** のようにまとめることができる．**表 1-4** と重複していない部分について補足説明する．小分類 3 段目の受容体チロシンキナーゼは受容体分子内に酵素を内蔵するタイプ，5 段目のサイトカイン受容体型はチロシンキナーゼを別分子として結合するタイプである．代表例としてインスリン受容体，プロラクチン受容体，エリスロポエチン受容体しか紹介

わんポイント　重症筋無力症

　骨格筋麻痺を特徴とする筋無力症は神経筋接合部の自己免疫疾患である．ニコチン性受容体に対する自己抗体に起因する重症筋無力症，および運動神経終末のカルシウムチャネルに対する自己抗体に起因するイートン・ランバート症候群に分かれる．コリンエステラーゼ阻害薬が有効なのは前者だけである．

していないが，これら 2 つのタイプの受容体，あるいはチロシンキナーゼに関連する新薬（免疫抑制薬，抗がん薬など）が続々と開発されている（p.71, 83 参照）．ちなみに，2019 年ノーベル賞（医学生理学賞）はエリスロポエチン関連の研究に対して授与された．4 段目の受容体グアニル酸シクラーゼも酵素内蔵型．リガンドである心房性ナトリウム利尿ホルモンは心不全の治療に使われる（p.102 参照）．

表 1-5　受容体の全体像

大分類	小分類	代表的な受容体
細胞膜受容体	イオンチャネル内蔵型	ニコチン性受容体，NMDA 受容体 *
	G タンパク共役型	ムスカリン性受容体，α 受容体，β 受容体
	受容体チロシンキナーゼ	インスリン受容体
	受容体グアニル酸シクラーゼ	心房性ナトリウム利尿ホルモン受容体
	サイトカイン受容体型	プロラクチン受容体，エリスロポエチン受容体
細胞内受容体	核内受容体	ステロイド受容体，チロキシン受容体

* NMDA 受容体はイオンチャネル内蔵型グルタミン酸受容体．

ADVANCE　アゴニストとアンタゴニスト

　アセチルコリン（ACh）のニコチン性受容体がそう呼ばれる理由は受容体がタバコ葉成分ニコチンとも結合（そして反応）するためである．ニコチンは ACh と同じはたらきをするので，受容体にとってのアゴニストである．作動薬（あるいは刺激薬）はアゴニストとほぼ同じ意味で使われる．ニコチン性受容体は神経毒クラーレにより特異的に遮断される．クラーレのように受容体を特異的に遮断する化学物質をアンタゴニスト（拮抗薬）という．ちなみに，ムスカリン性受容体にもニコチンやクラーレに相当する天然毒が存在す

る．ニコチンに相当するアゴニストがキノコ毒ムスカリン，クラーレに相当するアンタゴニストが神経毒アトロピンである．図1は AChの構造をアトロピンやムスカリンのそれと比較したものである．興味深いことに ACh とアトロピンの構造は非常に似ているし，ACh とムスカリンの構造も何となく似ている．注射用アセチルコリンを図2a，bに示す．アセチルコリン 0.1g を注射用蒸留水 2mL で溶解し皮下・筋注する．適応は術後の腸管麻痺．

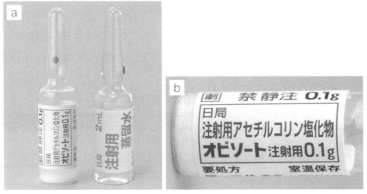

図1　アセチルコリン，アトロピン，ムスカリンの構造

図2　アセチルコリンと注射用蒸留水のアンプル（b）とラベルの拡大（c）

ADVANCE　拮抗薬と遮断薬とブロッカー

名称の使われ方

- 拮抗薬は遮断薬（阻害薬）とも呼ばれる.
- 遮断薬はブロッカーとも呼ばれる. たとえば H₂ ブロッカーなど.
- 遮断薬はインヒビターとも呼ばれる. 和訳すれば抑制薬.
- 拮抗薬は抗○○薬とも呼ばれる. ○○の部分には伝達物質名が入る. たとえば抗ドパミン薬など.
- 拮抗薬はアンタゴニストとも呼ばれる.

機能の違い

- 看護師国家試験頻出の「カルシウム拮抗薬」が「拮抗」するのは受容体ではなくカルシウムチャネル.
- 国試頻出の「プロトンポンプインヒビター」が「抑制」するのは受容体ではなく酵素.

- プロトンポンプインヒビター proton pump inhibitor は日本語でプロトンポンプ阻害薬. 英名「SSRI」と和名「選択的セロトニン再取り込み阻害薬」との関係も同様.
- アンタゴニスト, 拮抗薬, 阻害薬, ブロッカー, インヒビターのおもな反対語はアゴニスト, 作動薬, 刺激薬, 促進薬, エンハンサー. これまで国試に出ているのは作動薬と刺激薬のみ. 本書では用語統一という観点から作動薬を統一的に使用している.

補 足

- ムスカリン性アセチルコリン受容体拮抗薬は抗コリン薬という特別な名称で呼ばれる.
- 国試でほぼ毎年出題されている抗コリン薬はアトロピンとスコポラミン.

わんポイント　サイトカイン

　サイトカインは伝達物質とホルモンの中間的な存在である. おもに免疫系細胞（マクロファージ, リンパ球など）から分泌され, 標的細胞の表面にある受容体（サイトカイン受容体）を介して作用する. 全体としてみれば, 免疫反応や炎症反応など生体防御に関連するが, 細胞増殖や細胞死にも密接に関与する. 作用は多様であり, 生体内の炎症反応を引き起こす炎症性サイトカインが主であるが, 炎症を抑制する抗炎症性サイトカインもある. また, 複数のサイトカインがネットワークを形成し, 相互作用（協調, 拮抗）を通じて免疫系を制御する. 最近, サイトカイン受容体を標的にした免疫抑制薬や抗がん薬などが続々と開発されている. 以下は代表的なサイトカインである.

- インターロイキン
- 造血因子（エリスロポエチンなど）.
- 細胞壊死因子（腫瘍壊死因子 tumor necrosis factor〔TNF〕など）.
- 細胞増殖因子（上皮増殖因子 epidermal growth factor〔EGF〕など）.

4）ムスカリン性受容体関連薬

　アセチルコリン（ACh）をコリンと酢酸に分解する酵素コリンエステラーゼ（以下 ChE と略）を阻害する薬物を ChE 阻害薬と総称する. ACh の分解を阻害し, 受容体近傍の ACh 濃度が下がるのを防ぎ, 結果的に, ニコチン性受容体にもムスカリン性受容体にも刺激的に作用する. ムスカリン性受容体がアトロピンにより特異的に遮断されることはすでに紹介したが, アトロピン類似の医薬品を抗コリン薬と総称

する．医学・薬学分野において ChE 阻害薬と抗コリン薬は非常に重要な位置を占めている．表 1-6 は ChE 阻害薬や抗コリン薬を含めたムスカリン性受容体関連薬の全体像である．

表 1-6　おもなムスカリン性受容体関連薬

分　類		一般名	適　応
受容体刺激薬	コリン類似薬	アセチルコリン	術後腸管麻痺
		ベタネコール	術後腸管麻痺，排尿筋収縮不全
		ピロカルピン	緑内障（縮瞳薬）
	ChE 阻害薬	ドネペジル	アルツハイマー型認知症
		ジスチグミン	排尿困難，重症筋無力症
		ネオスチグミン	術後腸管麻痺，排尿困難
		ピリドスチグミン	重症筋無力症
受容体遮断薬（抗コリン薬）		アトロピン	調節障害（散瞳薬），麻酔前投薬
		スコポラミン	麻酔前投薬，胃内視鏡検査の前処置
		ブチルスコポラミン	鎮痙，鎮痛
		チオトロピウム（吸入用）	気管支喘息，鼻炎
		ピレンゼピン	消化性潰瘍
		トリヘキシフェニジル	パーキンソン病

例題　（看護師国家試験第 97 回 午前問題 36）

麻酔前投薬で気管支粘膜からの分泌抑制を目的に使用するのはどれか．
1）モルヒネ
2）アトロピン
3）ジアゼパム
4）ペンタゾシン

解　説

　麻酔に関係する 4 つの薬の中から抗コリン薬（アトロピン，スコポラミン）を選ばせる問題．抗コリン薬は国試対策の最重要項目である．
1）モルヒネは痛み止め（鎮痛薬）だが，麻酔前に与薬すると患者の不安を和らげ，眠気を引き起こす．一般的にはがん性疼痛患者に用いる薬剤である．
2）アトロピンを麻酔前に投与するおもな目的はだ液や気管支粘液の分泌抑制である．窒息防止効果や術後肺炎予防効果が期待できる．胃透視や上部消化管内視鏡検査（いわゆる胃カメラ）の前にも使用されることがある．おもな目的は胃液分泌抑制．
3）ジアゼパムは抗不安薬．麻酔や手術に対する患者の不安を軽減する目的で投与される．
4）ペンタゾシンは鎮痛薬（非麻薬性鎮痛薬）．麻薬性鎮痛薬はもちろんモルヒネが代表的である．

正解　2

例題 （看護師国家試験第 98 回 午前問題 11）

緑内障で禁忌なのはどれか．

1） アトロピン

2） インスリン

3） フロセミド

4） ジゴキシン

解　説

　眼圧が異常に高まる病態が緑内障である．原因の 1 つは眼房水の循環障害．眼房水の循環を正常化する，つまり眼房水の流路を広げる目的で使用される薬がコリン作動性のピロカルピンであり，点眼薬として投与される．

1） アトロピンは抗コリン薬．ピロカルピンとは逆に緑内障を悪化させるので禁忌．

2） インスリンは緑内障とは無関係．

3） フロセミドは利尿薬．

4） ジゴキシンは強心薬．

正解　1

5） ホルモン受容体関連薬

　ホルモンは標的細胞にある受容体に結合すると，その細胞の興奮性や特定遺伝子の発現を調節することで恒常性維持に役立っている．ホルモンは脂溶性ホルモンと水溶性ホルモンに分かれる（**表 1-7**）．

　副腎皮質ホルモンや甲状腺ホルモンなどの脂溶性ホルモンは細胞膜の脂質二重層に溶け込むことができるので，細胞膜を通り抜けて細胞内受容体と結合し，特定の反応（主として遺伝子の発現）を修飾する（**図 1-4a**）．これに対して水溶性ホルモンは細胞膜を通過できないので，細胞膜表面の受容体に結合することで，細胞内の特定の化学反応を促進する（**図 1-4b**）．アドレナリン，ノルアドレナリンは G タンパク共役型の α 受容体や β 受容体に結合し，セカンドメッセンジャー系を利用してリン酸化反応を促進，あるいは抑制する．α 受容体や β 受容体の刺激薬や遮断薬は非常に多い．バソプレシンとオキシトシンの受容体も G タンパク共役型である．

　一方，インスリン受容体は分子内にチロシンキナーゼを持つ受容体チロシンキナーゼである．現在までにインスリン受容体を含む 20 種類以上の受容体チロシンキナーゼが発見され，これらの受容体を標的とする抗がん薬が続々と開発されている．高分子のものは受容体に対するモノクローナル抗体（抗体薬），低分子のものはチロシンキナーゼ阻害物質（低分子薬）などと呼ばれている．プロラクチン受容体はサイトカイン受容体スーパーファミリーの一員である．ちなみに，サイトカイン受容体に対する抗体薬や低分子薬は抗リウマチ薬や抗がん薬として脚光を浴びている．ちなみに，成長ホルモン受容体もサイトカイン受容体スーパーファミリーの一員である．サイトカイン関連薬については後述の「分子標的薬」の項（p.21）で再度説明する．

表1-7　脂溶性ホルモンと水溶性ホルモン

分　類	代表的なホルモン	備　考
脂溶性	性ホルモン，副腎皮質ホルモン（グルココルチコイド，アルドステロン）	ステロイドホルモン
	甲状腺ホルモン	アミン類
水溶性	アドレナリン，ノルアドレナリン	
	バソプレシン，オキシトシン，インスリン，プロラクチン	ペプチドホルモン

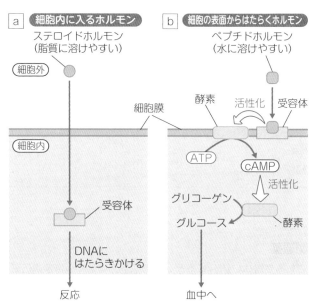

図1-4　ホルモンの受容体

ペプチド性ホルモンの受容体が細胞膜に組み込まれているのに対し，ステロイド性ホルモンの受容体は細胞内にある．ATPを原料にしてサイクリックAMP（図中のcAMP）を合成する酵素がアデニレートシクラーゼである．
(小林秀明 著，まるわかり！基礎生物．p.116，南山堂，2014 より引用，
一部改変)

神経終末から放出された伝達物質の運命と薬

● カテコラミンとセロトニンの運命

ドパミン，ノルアドレナリン，アドレナリンは生体内に存在する主要なカテコラミンで，中枢神経系，交感神経系，副腎髄質に分布している．神経細胞や副腎髄質細胞はチロシンを取り込んでカテコラミン生合成の原料にする．チロシンは食物から採る以外に，おもに肝臓でフェニルアラニンを原料にして合成される．生合成は，以下の順序で進む．

チロシン ⟶ ドパ（L-dopa） ⟶ ドパミン
⟶ ノルアドレナリン ⟶ アドレナリン

神経細胞ではドパミン，またはノルアドレナリンまで，副腎髄質細胞では最終段階のアドレナリンまで合成される．分泌されたカテコラミンの運命は3通りに分かれる．
(1) 酵素 COMT（カテコール-O-メチルトランスフェラーゼ）による分解．
(2) 酵素 MAO（モノアミンオキシダーゼ）による酸化．ただし，MAO はミトコンドリア外膜に存在するため細胞外のカテコラミンには無効．
(3) トランスポーター（キャリア）による神経終末への再取り込み．

セロトニンの運命は，COMT による分解を受けないという点を除けば，カテコラミンの運命と同じである．抗うつ薬である選択的セロトニン再取り込み阻害薬（SSRI）は上記キャリアの機能を阻害する．

● GABA の運命

GABA の運命は2通りである．
(1) トランスポーター（キャリア）によりシナプス前細胞の軸索末端，シナプス後細胞，周囲のグリア細胞に再吸収される．
(2) 酵素トランスアミナーゼによる分解．最終産物はコハク酸．抗てんかん薬（および気分安定薬）であるバルプロ酸はこの酵素を阻害する．

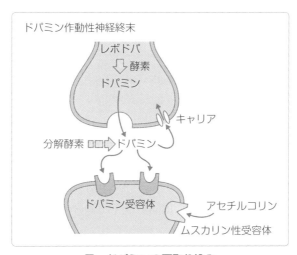

図　ドパミンの再取り込み
神経終末から分泌されたドパミンはトランスポーター（図中のキャリア）によって神経終末に再取り込みされる．

2. トランスポーターと薬

　最近トランスポーター関連薬が注目されている．代表的な新薬は糖尿病の治療に使われはじめたナトリウムグルコーストランスポーター阻害薬だが，昔から心不全の特効薬として処方されてきたジギタリスが（作用機序を研究してみたら）実はナトリウムポンプの阻害薬だったなどという例も珍しくはない．トランスポーター関連薬は3種類（チャネル関連薬，キャリア関連薬，ポンプ関連薬）に仕分けできるので，まずはチャネル関連薬（正確にはイオンチャネル関連薬）から説明する．

1）イオンチャネル関連薬

　表1-8は「これだけは・・・」と選抜した7つの薬である．臨床応用は抗てんかん薬から心不全治療薬まで多岐にわたる．アムロジピンなどのCaチャネル阻害薬はカルシウム拮抗薬と呼ばれる．紹介した薬のうちで最も新しい薬はイバブラジンである．この薬は洞結節細胞のペースメーカー電位を調節することで心拍数を抑制し，心臓の負担を軽減する．標的の陽イオンチャネルはHCNチャネル hyperpolarization-activated cyclic nucleotide-gated channel（過分極活性化環状ヌクレオチド依存性チャネル）として知られている．

表1-8　おもなイオンチャネル関連薬

一般名	作用機序	臨床応用
フェニトイン	Naチャネル阻害	抗てんかん薬
ジゾピラミド	Naチャネル阻害	抗不整脈薬
アムロジピン	Caチャネル阻害	降圧薬（カルシウム拮抗薬）
キニジン	Kチャネル阻害	抗不整脈薬
グリクラジド	Kチャネル阻害	抗糖尿病薬
ニコランジル	Kチャネル開孔	狭心症治療薬
イバブラジン	陽イオンチャネル阻害	心不全治療薬，抗不整脈

　表中のイオンチャネルは電気刺激により開閉するトランスポーターという位置付けであり，「受容体と薬」の項で紹介したイオンチャネル内蔵型受容体とは別のタンパクである．

2）キャリア関連薬，ポンプ関連薬

　イオンチャネル関連薬の次はキャリア関連薬とポンプ関連薬である（表1-9）．心不全治療薬ジギタリスや利尿薬フロセミドのような歴史的な薬からダパグリフロジンのように新しい糖尿病治療薬まで多彩である．フルボキサミンやパロキセチンは選択的セロトニン取り込み阻害薬（SSRI），ミルナシプランはセロトニン・ノルアドレナリン再取り込み阻害薬（SNRI）として知られている．SSRIとSNRIについては第2章で解説する．

表 1-9　キャリア関連薬，ポンプ関連薬

輸送体	薬物（一般名）	臨床応用
ナトリウムグルコーストランスポーター	イプラグリフロジン*¹，ダパグリフロジン*¹	糖尿病治療薬
ナトリウムトランスポーター（Na/K/2Cl 共輸送体）	フロセミド	降圧利尿薬
ナトリウムトランスポーター（Na/Cl 共輸送体）	トリクロルメチアジド	降圧利尿薬
セロトニントランスポーター	フルボキサミン，パロキセチン	抗うつ薬
セロトニン・ノルアドレナリントランスポーター	ミルナシプラン	抗うつ薬
ナトリウムポンプ*²	ジギタリス	心不全治療薬
プロトンポンプ*²	オメプラゾール，ランソプラゾール	消化性潰瘍薬

*¹ イプラグリフロジンとダパグリフロジンはリンゴの樹根から抽出されたフロリジンの誘導体である（p.4 表 1-1 参照）.
*² ナトリウムポンプとプロトンポンプの実態は酵素である.

3. 細胞内情報伝達と薬

　G タンパク共役型受容体はファーストメッセンジャー（＝神経伝達物質）と第 2 の伝達物質（＝セカンドメッセンジャー）を使って細胞外のシグナルを細胞内に伝達する．細胞内情報伝達系のスイッチが入ると，GTP 結合タンパクが GTP と結合し，それが引き金となってセカンドメッセンジャーの産生が開始される．現在までに研究が進んだセカンドメッセンジャーは以下の 4 つであろう.

　　1）サイクリック AMP
　　2）サイクリック GMP
　　3）ジアシルグリセロールとイノシトール 3 リン酸
　　4）カルシウム

　セカンドメッセンジャーと薬という観点から注目されるのはサイクリック AMP とサイクリック GMP の分解酵素ホスホジエステラーゼ phosphodiesterase（PDE）の阻害薬（PDE 阻害薬）である．PDE には 11 群のサブタイプが存在するが，第 3 群（PDE3）の阻害薬（シロスタゾール）は抗血小板薬，第 5 群（PDE5）の阻害薬（シルデナフィル）は血管拡張薬として広く臨床応用されている．ちなみに，このシルデナフィルは陰茎海綿体に分布する血管平滑筋の PDE を特異的に阻害することで，サイクリック GMP の生理作用（血管平滑筋の弛緩＝血管拡張＝陰茎勃起）をサポートする．つまり勃起不全症の治療薬である．コーヒー豆成分カフェインは中枢興奮薬だが，この興奮作用は非選択的な PDE 阻害効果である．カフェイン類似物質のテオフィリンにも非選択的な PDE 阻害効果があり，気管支平滑筋を弛緩させるため，気管支拡張薬として気管支喘息に対して処方される．PDE 阻害薬は第 5 章で再度登場する.

　受容体と薬の項ですでに紹介した受容体チロシンキナーゼ receptor tyrosine kinase（RTK）も広い意味では細胞内情報伝達により遺伝子，特に細胞増殖に関わる遺伝子の発現を調節している．第 3 章でさらに解説するが，肺がんや乳がんの多くで RTK をコードする遺伝子の異常が発見され，RTK を標的にした抗がん薬が続々と開発されている．p.20 に提示する肺がん症例は *RTK* 遺伝子異常と診断され，RTK 阻害薬オシメルチニブが投与された.

ADVANCE　受動輸送と能動輸送

　ある水溶性の低分子化合物について細胞膜の両側（細胞内と細胞外）に濃度差があるとき，その物質は濃度の高い方から低い方に移動する．このような受動的な物質移動を受動輸送（単純拡散）という．受動輸送が可能な物質は，酸素（分子量32），二酸化炭素（分子量44），水（分子量18），エタノール（分子量46），尿素（分子量60）など.

　これに対して，ある物質を濃度の低い方から高い方に（特殊な輸送体を使って）移動させる物質移動を能動輸送という．これには高エネルギー化合物 ATP の加水分解エネルギーが必要である．物質選択性もあり，ある特定の物質しか輸送しない．もっとも有名な能動輸送体はナトリウムポンプ Na-pump であり，細胞内から細胞外にナトリウムを汲み出し，細胞内を常に低ナトリウム環境に保つ．

　受動輸送と能動輸送の中間的な存在が促進拡散である．特殊な輸送体を使って，その輸送体に選択的な物質を移動させるが，ATP は消費しない

（表）．このような特殊な輸送体をキャリアー（正式には solute carrier，以下 SLC と略）という．現在までに 300 種類以上が発見され，65 のグループに分類されている．もっとも有名な SLC はグルコース（分子量 180）を細胞外から細胞内に輸送するグルコース輸送体 glucose transporter（GLUT）である（図）．グルコース（＝ブドウ糖）はほとんどの細胞の代謝に必要不可欠な基質であり，その意味では，もっとも身近な存在であるともいえる．ちなみに，GLUT は SLC の分類方法に従い，SLC 第 2 群タイプ A（SLC2A）ともいう．

　ところで，SLC の中には複数の物質を輸送することができるものがある．このとき，複数の物質を同じ方向に輸送するものを共輸送体 symporter，逆方向に輸送するものを逆輸送体 antiporter という．前述したグルコース輸送体（GLUT）のように単一の物質を輸送するものは単輸送体（uniporter）と呼ばれる．

表　単純拡散と促進拡散と能動輸送の違い

	ATP 消費	物質選択性	輸送体
受動輸送	×	×	×
促進拡散	×	○	○
能動輸送	○	○	○

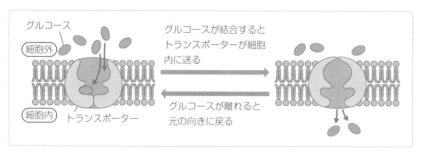

図　グルコース輸送体（GLUT）のイメージ図

ADVANCE　膜輸送体の全体像

　膜輸送体を能動輸送体と受動輸送体に分け，さらに輸送形態の違いにより1次能動輸送体，2次能動輸送体，促進拡散輸送体に区分けすると表のようにまとめることができる.

　1次能動輸送体は，「1次」を「純粋な」に置き換えるとその実態が理解しやすい．Na-pump，胃壁細胞のH-pump，筋小胞体のCa-pumpなどのイオンポンプ以外に，細菌やがん細胞の多剤耐性に深く関与するABC輸送体がここに区分けされる．もちろんATPの加水分解エネルギーを消費する.

　2次能動輸送体は，「2次」を「間接的な」に置き換えるとその実態が理解しやすい．輸送形態はあくまで促進拡散だが，その拡散には1次能動輸送のおかげで生じたナトリウムイオンの濃度差が必要，つまり「間接的に」ATPを消費するという意味である．前述（p.18，ADVANCE「受動輸送と能動輸送」）で解説したSLCの一部

（SLC5，SLC8，SLC9など）がここに区分けされる．ちなみに，SLC5は最近開発された糖尿病治療薬の標的である.

　受動輸送体にはSLCの一部（前述のp.18で解説したSLC2など），イオンチャネル（Naチャネル，Caチャネル，上皮性Naチャネルなど），および水チャネル（通称，アクアポリン）が含まれる．上皮性Naチャネルは風変わりなイオンチャネルで，構造的にはP2x受容体（ATPやADPをリガンドとするイオンチャネル内蔵型受容体）との相同性が高いが，なにか特別のリガンドに反応して開閉するわけではない．もちろん通常のNaチャネルのように電気刺激で開閉することもない．ただし，副腎皮質からのアルドステロン分泌量が増えると腎集合管上皮細胞の管腔側細胞膜におけるチャネルの発現量が増大，その結果，ナトリウムの再吸収量が増大する.

表　おもな膜輸送体

分　類	輸送形態	輸送体	備　考
能動輸送体	1次能動輸送	イオンポンプ[*1]	Na-pump，胃壁細胞のH-pump，筋小胞体のCa-pump
		ABC[*2]輸送体	細菌やがん細胞の多剤耐性に深く関与
	2次能動輸送	SLC[*3]の一部	SLC5，SLC8，SLC9など
受動輸送体	促進拡散	SLC[*3]の一部	SLC2など
		イオンチャネル	Naチャネル，Caチャネル，上皮性Naチャネルなど
		水チャネル	通称はアクアポリン aquaporin（AQP）

[*1] ポンプの実態はATPアーゼ（ATPase）という酵素である.
[*2] ABC輸送体のABCはATP-Binding Cassetteの略である.
[*3] SLC solute carrierは65のサブタイプ（SLC1 ～ SLC65）に分類されている.

ADVANCE　アクアポリン（水チャネル）

アクアポリン aquaporin（AQP）は高校の生物教科書にも載っている．赤血球を低張液に浸すと膨張するのはアクアポリンを通って水が流入するからなどという解説だけでなく，模式図まで載せている教科書もある．水はアクアポリンなしでも細胞膜を通過できるが，アクアポリンがあるとより簡単に細胞膜を通過できると考えたら納得しやすい．構造的にも機能的にも非常によく似ているという意味でイオンチャネルと同列に扱う．下

垂体後葉から分泌されるバソプレシンは尿細管上皮細胞に発現しているアクアポリンの管腔側膜への組み込みを促進することで抗利尿作用を発揮する．梅毒の治療に使われた水銀化合物に利尿作用があることがわかり，臨床応用が始まったのは1920 年代だとされているが，水銀化合物の標的が尿細管上皮細胞のアクアポリンだとわかったのはその約 70 年後である．

症例　受容体チロシンキナーゼ阻害薬が適応された肺がん例

肺がんと診断された 78 歳女性の胸部 X 線写真（左肺の一部はフレームアウトしている）．この症例で異常が見つかった RTK 遺伝子は上皮増殖因子受容体（EGFR）をコードする遺伝子（EGFR 遺伝子）で，遺伝子のエクソン 19 が欠失するタイプだった．最近，この症例のような肺がんは一括して EGFR 変異肺がんと呼ばれることが多い．オシメルチニブは EGFR のチロシンキナーゼ活性を選択的に阻害する分子標的薬である．

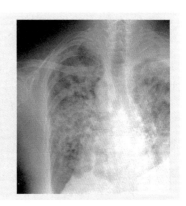

---

4. 酵素阻害薬

細胞内にはさまざまな代謝経路があり，さまざまな酵素が働いている．これら酵素を標的とする医薬品（おもに酵素阻害薬）は非常に多い．**表 1-10** と**表 1-11** は「これだけは・・・」という観点から選抜した 20 薬である．ナトリウムポンプ阻害薬ジギタリスやプロトンポンプ阻害薬オメプラゾールは除外している．抗ウイルス薬や抗がん薬など，ウイルスやがん細胞の増殖に関わる酵素の阻害薬については後述する．

表 1-10　おもな酵素阻害薬（1）

薬　名	酵　素	臨床応用など
ACE 阻害薬	ACE	降圧薬
アセタゾラミド	炭酸脱水酵素	利尿薬
フォンダパリヌクス	凝固因子 Xa	抗凝固薬
ダビガトラン	トロンビン	抗凝固薬
アスピリン	COX	抗血小板薬
オザグレル	TXA_2 合成酵素	抗血小板薬
ドネペジル	コリンエステラーゼ	抗認知症薬
バルプロ酸 Na*	GABA 分解酵素	抗てんかん薬，気分安定薬
カフェイン	PDE	中枢興奮薬
テオフィリン	PDE	気管支拡張薬

* γ アミノ酪酸（GABA）のコハク酸への分解反応はアミノ基転移（酵素はグルタミン酸トランスアミナーゼ，補酵素はビタミン B_6）である．バルプロ酸 Na の作用の 1 つはこの分解反応の阻害だとされている．
ACE：アンギオテンシン変換酵素(angiotensin-converting enzyme)，COX：シクロオキシゲナーゼ(cyclooxygenase)，TXA2：トロンボキサン A2(thromboxane A2)，PDE：ホスホジエステラーゼ(phosphodiesterase)

表 1-11　おもな酵素阻害薬（2）

薬　名	酵　素	臨床応用など
DPP-4 阻害薬	DPP-4	糖尿病治療薬
α グリコシダーゼ阻害薬	α グリコシダーゼ	糖尿病治療薬
グリプチン製剤	インクレチン分解酵素	糖尿病治療薬
スタチン系	HMG-CoA 還元酵素	脂質異常症治療薬
アロプリノール	キサンチンオキシゲナーゼ	尿酸生成抑制薬
セレギリン	MAO-B	パーキンソン病治療薬
エンタカポン	COMT	パーキンソン病治療薬
カルビドパ，ベンセラジド	AADC	パーキンソン病治療薬
スルバクタム	β ラクタマーゼ	抗菌薬
サルファ剤	ジヒドロプロテイン酸合成酵素	抗菌薬，消毒薬

DPP：ジペプチジルペプチダーゼ（dipeptidyl peptidase），HMG-CoA ヒドロキシメチルグルタリル補酵素 A：(hydroxymethylglutaryl-Coenzyme A)，MAO：モノアミンオキシダーゼ（monoamine oxidase），COMT カテコール -O- メチルトランスフェラーゼ：(catechol-O-methyltransferase)，AADC：芳香族 L- アミノ酸脱炭酸酵素（aromatic L-amino acid decarboxylase）別名は DCC：ドパ脱炭酸酵素（dopa decarboxylase）

5. 分子標的薬（図 1-5）

　分子標的薬とは標的分子を定めた上で開発される薬である．従来薬（昔から使われてきた薬）を調べてみたら「ある特定の分子に特異的に作用することが証明された」などということも珍しくはないが，分子標的薬は創薬の段階から分子レベルで標的を定めている点で（従来薬とは）根本的に違うわけである．新たに開発される抗がん薬の大半を分子標的薬が占めるようになった現状からも明らかなように，分子標的薬の作用点は正常細胞のがん化機序と密接に関係している．さらに「oncology meets immunology」という標語が啓示するように，分子標的薬の適応が関節リウマチなどの自己免疫疾患にまで拡大しつつある．

免疫抑制薬は臓器移植における拒絶反応という適応に関しては一次治療薬，免疫疾患に対しては副作用の問題などから二次的治療薬の位置付けであった．しかし，最近では抗リウマチ薬の中心が免疫抑制薬になったこと，また膠原病などの諸疾患に適応が拡大されたことから，より積極的に使用されるようになった．免疫抑制薬を従来薬と分子標的薬に大別すると表1-12のようになる．すでに実用化された分子標的薬の大半は「マブ薬」と「チニブ薬」に分けられる．マブは「mab = monoclonal antibody」，つまりモノクローナル抗体，チニブは「tinib = tyrosine kinase inhibitor」，つまりチロシンキナーゼ阻害薬という意味である．

臓器移植以外の免疫抑制薬のおもな適応症
○悪性腫瘍：肺がん，乳がん，前立腺がんなど
○膠原病：関節リウマチ，全身性エリテマトーデス（SLE），多発性筋炎，ベーチェット病
○腎疾患：ネフローゼ症候群
○腸疾患：潰瘍性大腸炎，クローン病
○血液疾患：自己免疫性溶血性貧血，特発性血小板減少症，再生不良性貧血
○皮膚疾患：天疱瘡
○神経疾患：重症筋無力症，多発性硬化症
○その他：ぶどう膜炎，肺線維症

表1-12　ステロイド以外の免疫抑制薬

大分類	中分類	代表的な薬
従来薬	代謝拮抗薬	メトトレキセート，フルオロウラシル
	アルキル化薬	シクロフォスファミド
	細胞増殖シグナル阻害薬	エベロリムス
	カルシニューリン阻害薬	シクロスポリン，タムロリムス
新　薬 （分子標的薬）	ヤヌスキナーゼ阻害薬	トファシチニブ
	サイトカイン受容体阻害薬	ゲフィチニブ

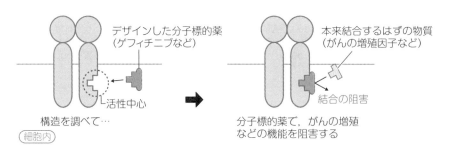

図1-5　分子標的薬のイメージ図
あるがん細胞では，上皮増殖因子受容体（EGFR）と呼ばれる分子の一部に変異があり，異常な細胞内情報伝達の結果，細胞が悪性化することが知られている．そこで，この異常なEGFRの立体構造を明らかにし，その部分に強固に結合して異常な細胞内情報伝達を遮断することのできる分子（ゲフィチニブなど）がデザインされた．
（小林秀明 著，まるわかり！生物基礎．p.116，南山堂，2014 から引用，一部改変）

6. カスケードと薬

1) アラキドン酸カスケード

　生体機能を調節する内因性物質である生理活性物質エイコサノイド（プロスタグランジンなど）の合成経路をアラキドン酸カスケードという（図1-6）. カスケードは滝という意味で, 以下のように反応が上から順に流れて進んでいく様子から, 「滝」と表現されている.

1. まずホスホリパーゼ A_2 が活性化される. このリパーゼを活性化する適刺激候補物質の1つがカルシウムイオン.
2. リパーゼが細胞膜の構成成分ホスファチジルコリン（PC）からアラキドン酸（AA）を切り出す.
3. 切り出されたアラキドン酸（AA）は再び細胞膜に取り込まれるほか,

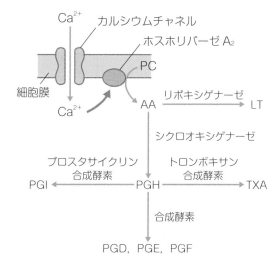

図1-6　アラキドン酸カスケード

・リポキシゲナーゼによりロイコトリエン（LT）に代謝される

・シクロオキシゲナーゼによりプロスタグランジンH（PGH）に代謝される

・合成されたPGHは合成酵素により5種類の物質に代謝される

（ⅰ）トロンボキサン A_2（TXA）,（ⅱ）プロスタグランジンI（PGI）,（ⅲ）プロスタグランジンD（PGD）,（ⅳ）プロスタグランジンE（PGE）,（ⅴ）プロスタグランジンF（PGF）

このカスケードにかかわる酵素群を阻害する薬は多数ある. 酵素阻害薬については第5章で解説する.

2) レニン・アンジオテンシン系

　腎臓には内分泌機能も備わっており, たとえばレニンの分泌がある（図1-7）. ただし, 厳密にいうと, レニンはホルモンではなく, タンパク質分解酵素プロテアーゼである. レニンは糸球体のすぐ近くにある特殊な細胞から分泌され, 肝臓で合成されたアンジオテンシノゲン（分子量約6万）を分解し, アミノ酸10個からなるアンジオテンシンIを生産する. アンジオテンシンIは血流にのって肺を通過する際に血管内皮細胞が分泌するタンパク質分解酵素（アンジオテンシン変換酵素 angiotensin converting enzyme〔ACE〕）によりアミノ酸8個からなるアンジオテンシンIIに変換される. アンジオテンシンIIは血管平滑筋を収縮させるとともに, アルドステロンの分泌を促し, 血圧を上げる. つまり, レニンが分泌されると血圧が上がるしくみになっているわけだ. このしくみをレニン・アンジオテンシン系, あるいはレニン・アンジオテンシン・アルドステロン系と呼ぶ.

　腎臓はレニンのほかにエリスロポエチンというサイトカインを分泌する. エリスロポエチンの分泌を促す分泌刺激は, 血中酸素濃度の低下である. 分泌されたエリスロポエチンは骨髄の赤血球系幹細胞を刺激して赤血球系の増殖・成熟を促す. したがって, 腎機能が低下すると貧血（腎性貧血）になる.

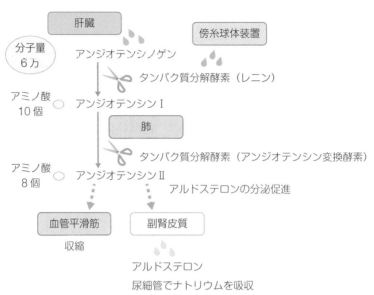

図 1-7　レニン・アンジオテンシン・アルドステロン系

薬理学の基礎

本項では本書全体に通じる薬理学の基礎について解説する.

1. 薬力学

　薬は投与された後, 血液とともに体内を移動して標的となる臓器や細胞に到達し, そこで作用を発揮する. 作用点に到達するまでに薬がどのように吸収, 分布, 代謝, 排泄されるかを解明するのが薬物動態学であり, 作用点に到達後, 生体にどのような影響を与えたかを解明するのが薬力学である.

1) 主作用と副作用

　薬物療法では治療にとって好ましい作用, 治療目的に合致した作用, あるいは患者にとって有用な作用が主作用, それ以外の作用が副作用（もしくは有害作用）である. 例として抗ヒスタミン薬ジフェンヒドラミンの主作用と副作用について考えてみよう.

　この薬は, 抗アレルギー作用を期待して, かぜ薬（感冒薬）, 咳止め（鎮咳薬）, 蕁麻疹治療薬, 乗り物酔い防止薬（鎮暈薬）などに配合されるが, 眠気を期待して睡眠改善薬にも配合されている. ドライバーにとって眠気は困った副作用だが, 熟睡したい人には好ましい作用（＝主作用）である. ちなみに, 睡眠改善薬以外のジフェンヒドラミン配合薬には「眠気を催すことがあるので, 本剤投与中の患者には自動車の運転等危険を伴う機械の操作には従事させないよう十分注意すること」などと添付書に記載されている. 代表的な副作用を以下にリストアップした. 詳しくは第2章以降で解説する.

症例　難治性下痢

　患者は約30年前に脊髄を損傷し両下肢が麻痺している85歳男性．仙骨部褥瘡に対する皮膚移植手術をうけた後，在宅調整を兼ねたリハビリ目的で入院した．入院後下痢が出現し，通常の止瀉薬では下痢を止めることができず褥瘡が悪化した．何としても下痢を止めなければという考え方で，アヘンを使用して一時的な腸管麻痺を誘導した（図）．その結果，下痢が止まり，褥瘡の悪化がストップした．その後しつこい下痢は再発せず，褥瘡は約1年後に完治した．便秘（腸管麻痺による）はモルヒネ類を投与したときに必ず起こる副作用だが，難治性下痢をストップさせるため，あえてアヘンを処方したわけだ．

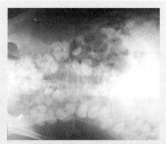

図　アヘンを投与して腸管を麻痺させた時の腹部X線写真（側臥位）

2）適応と禁忌

　医療の世界では，ある薬を投与するのに適した病気のことを適応症（省略形は適応）という約束である．用例は「ニトログリセリンの適応は狭心症」，「キニーネの適応はマラリア」など．禁忌とは一般に文字通り忌み禁じることだが，医療の世界でもまったく同じで，忌み禁じるべき薬，忌み禁じるべきことなどに対して使う．用例としては「アトロピンは緑内障には禁忌」など．

3）適応外処方

　日本では国民皆保険である．投薬する際には医療保険で承認された薬を選択するのが原則だが，医師が判断（禁忌でないことが大前提）すれば承認されていない薬を使うことも可能である．これを適応外処方という．ただし，保険請求はできず患者の自己負担になる．グルコン酸亜鉛は食品添加物だが，これを難治性褥瘡の治療目的の内服薬として処方することなどが適応外処方に相当する．

4）常用量，極量，耐性，プラセボ効果

　成人に対して最も普通に用いられる医薬品の1日量のことを常用量という．少し補足すれば，その薬が普通に使われたときに最も治療効果の期待できる量のことである．これに対して，特別な事例を除いてその量を超えて用いない量のことを極量という．薬物を長期間繰り返し投与し続けると，だんだん効果が減弱し用量を増加しないと同一の効果が得られなくなる．これを耐性という．本来，何の効果もない物質（偽薬：プラセボ）を投与しても医師の暗示などによって効果が現れてしまうことがある．これをプラセボ効果という．

5）用量反応曲線，半数効果用量（ED$_{50}$），半数致死量（LD$_{50}$）

　用量反応曲線は横軸を薬の用量（の対数），縦軸を与薬された側の反応にして作成した片対数グラフである．図1-8のように縦軸をパーセント表示にすることが一般的．この場合，反応の最大値＝100%．用量が大なら反応も大ということ．反応が50%になるときの用量がED$_{50}$ effective dose 50%，用量の

代わりに 50% になるときの濃度を
EC$_{50}$(effective concentration 50%),
と呼ぶ約束である．ある特定の実験条件
下では用量と濃度は等しいので ED$_{50}$ も
EC$_{50}$ も同じ値を示す．縦軸が致死性の
場合，ED$_{50}$ ではなく LD$_{50}$（lethal dose
50%），を使う．

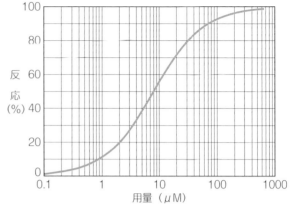

図 1-8　用量反応曲線
ED$_{50}$ は 8 μM．

6) 治療係数
therapeutic index

　治療係数はある治療薬の LD$_{50}$ を ED$_{50}$
で割った値で示す．一般論として治療係
数が小さい薬より大きい薬の方が安全性
が高いので，治療係数を安全域 safety
margin ともいう．ジアゼパムは約 100，ジギタリスは 2 ～ 3 である．

$$\text{Therapeutic index} = \frac{\text{LD}_{50}}{\text{ED}_{50}}$$

7) 薬理作用の個体差

　どんな薬でもその薬の効き目には多少の個体差がある．個体差の原因は千差万別．たとえば，年齢差
（乳幼児，小児，成人，高齢者など），男女差，体質差（虚弱体質，強壮体質など），民族の差なども含め
た遺伝的要因，薬物動態（吸収，分布，代謝，排泄）の個人差，および病気による薬物代謝の変化などはイ
メージしやすい例であろう．

8) 小児薬用量の計算

　幼児や小児に対する薬用量は，経験的に，体表面積当たりの用量が最も安全性が高いと考えられている．
たとえば，体表面積が 0.48 m^2 の白血病児童に対して抗がん薬ドキソルビシンを注射する場合の薬用量
は 30 mg/m^2 である．問題は体表面積の計算方法であるが，約 100 年前に考案されたデュボアの方法が
近年まで使用されていた．実際には計算式から作成した計算図表（ノモグラム）を利用して作図により求
める（図 1-9）．

　面積 S（cm^2），体重 M（kg），身長 H（cm）とすると次式の関係が成り立つ．

　　　S ＝ M$^{0.425}$ × H$^{0.725}$ × 71.84

　　　Log S ＝ 0.425 × log M ＋ 0.725 × log H ＋ 1.8564　（∵ log（71.84）＝ 1.8564）

　フォン ハルナックの換算表は小児薬用量を計算できる最も簡単な方法である．成人薬用量に対する小
児薬用量の比率を分数で表現した一覧表で，表 1-13 のように 10-8-6-5-4-3-2 という具合に暗記しや
すいのが特徴である．

　フォン ハルナック換算表の基礎になったとされているのがアウグスバーガーの計算式である．2 歳以
上のみに適応可能という制限つきだが，実用的で簡便性も高いのでベッドサイドでは広く利用されていた．

$$\text{アウグスバーガーの式：小児薬用量} = \frac{（年齢 × 4）＋ 20}{100} × 成人量$$

例）2歳児の場合は，$\dfrac{(2 \times 4) + 20}{100}$ × 成人量　（∴ 薬用量 ＝ 0.28 × 成人量）

3歳児の場合は，$\dfrac{(3 \times 4) + 20}{100}$ × 成人量　（∴ 薬用量 ＝ 0.32 × 成人量）

6歳児の場合は，$\dfrac{(6 \times 4) + 20}{100}$ × 成人量　（∴ 薬用量 ＝ 0.44 × 成人量）

現在はほぼ使われていないため，参考程度に知っておくとよい．

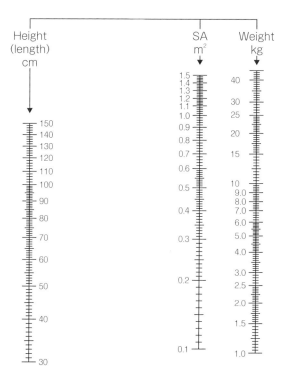

図 1-9　小児体表面積を求めるためのノモグラム

身長 85 cm，体重 15 kg の場合，左端目盛の 85 cm，右端目盛の 15 kg を直線で結び，それと中央目盛との交点約 0.6 を読み取れば求める体表面積がわかる（単位は m²）.

(Dubois D, Dubois EF : Arch Intern Med, 17 : 863-871, 1916 から引用)

表 1-13　フォン ハルナックの換算表

年　齢	未熟児	新生児	3ヵ月	6ヵ月	1歳	3歳	7.5歳
薬用量	1/10 以下	1/8	1/6	1/5	1/4	1/3	1/2

2. 薬物動態学

　ヒトに投与された薬は体内で吸収，分布，代謝，排泄というプロセスをたどる．これらを一括して薬物動態という．「与薬の方法」の項で紹介的に説明したように，薬にはさまざまな投与方法があるが，大別すれば血管内投与と血管外投与である（**表 1-14**）．以下，薬の動態について順を追って解説する．

表 1-14　薬の投与方法

経　路	方　法	備　考
血管内	動脈内注射	非常に特殊なケースにのみ適応される
	静脈内注射	吸収速度は最速，最大濃度に到達するのも速い
	静脈内点滴	吸収速度は最速だが，最大濃度に到達するのは遅い
血管外	皮下注射	皮下組織は血管が少ないので吸収速度は遅い
	筋肉内注射	筋肉は血管に富んでいるので吸収速度は案外速い
	経口投与	初回通過効果を受ける
	経皮投与	初回通過効果を回避できる
	舌下投与	初回通過効果を回避できる
	直腸内投与	初回通過効果を回避できる
	腔内投与	—
	点眼	初回通過効果を回避できる
	点鼻	初回通過効果を回避できる

皮内注射はツベルクリン反応や各種ワクチン接種に限られるため
表からは割愛した.

1）薬の吸収

薬の吸収とは，投与した薬が体循環に入ること
をいう.

ⓐ 注射（静脈内注射，皮下注射，筋肉内注射）の場合

静脈内注射された薬物は体循環に直接入る. つ
まり確実性も迅速性も抜群である. これに対し
て，筋肉内や皮下に注射された薬物は体循環に到
達するまでに 1 つ以上の生体膜を通過する必要
があるため，迅速性では静脈内注射には勝てな
い. 静脈内点滴は確実性と迅速性では静脈内注射
と同等だが，薬の血中濃度が最大値に到達するの
に時間がかかるという違いがある（図 1-10）.

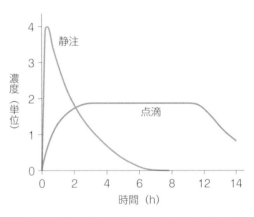

図 1-10　静脈内注射と静脈内点滴の違い

ⓑ 経口投与の場合

　経口投与された薬は胃内に 30 分前後留まった後小腸に押し出され，大腸に向かってゆっくり移動する
間に小腸から吸収される. 吸収部位に到達するまでに分解されてしまうような薬（たとえばインスリンな
どのペプチド性薬物）の経口投与は無効である. 抗菌薬のバンコマイシンは分解酵素による分解は免れる
が消化管でまったく吸収されない. そのため，バンコマイシン感受性菌による感染症が腸管以外で起こっ
たときに経口投与しても無効である（吸収されないので，腸管には直接届くメリットがある）.

　小腸で吸収された薬は体循環に入る前に肝臓への輸送路である門脈経由で肝臓を通過しなければならな
いが，その際に一部が代謝により不活化される. これを初回通過効果という. この初回通過効果を生き延
びた薬は肝静脈経由でやっと体循環に入ることができる. 体循環に入った後の薬は静脈内注射された薬と
同じ運命をたどる. 初回通過効果を回避できる投与方法は経皮投与，舌下投与，直腸内投与，および点鼻

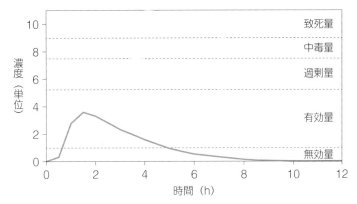

図 1-11　内服後の血中濃度（模式図）
縦軸は血中濃度（1 目盛りは 1 単位とした），横軸は時間（単位は h）．時
間ゼロで内服したと仮定している．

である．これらの方法によれば，薬は血管内に移動するが，その血流が門脈に入らないからだ．ちなみに，初回通過効果が大きな薬に関しては，あらかじめ投与量を増しておくという対抗策がある．

　小腸での吸収機序は受動拡散，促進拡散，二次性能動輸送，一次性能動輸送の 4 つである*．一般に脂溶性が高く分子量の小さい薬は受動拡散，脂溶性が低い（あるいは水溶性の）薬はトランスポーターによる積極的な輸送である．

　経口薬の血中濃度についてグラフに示した（**図 1-11**）．縦軸は薬の血中濃度．このグラフは模式図であるため，1 目盛り 1 単位とした．濃度 1 単位未満が無効量，1 単位から 5 単位超までが有効量，9 単位以上が致死量である．有効量と致死量の間に設けた過剰量と中毒量は有害作用が出現する領域だが，有害レベルが低い方が過剰量領域，高い方が中毒量領域と考えていただきたい．横軸は内服後の時間（h）．血中濃度は内服後 1 時間半前後でピークに達し，約 10 時間後にほぼゼロになる．有効量を維持できる時間は 5 時間強．このことから，この薬を 1 日 3 回（朝，昼，夕）内服すれば 1 日当たり約 16 時間有効量を維持できることになる．

2）薬の分布

　血液中に入った薬はアルブミンなどの血漿タンパク質と結合する．もちろん，血漿タンパク質と結合しやすい薬とそうでない薬がある．体循環に入った薬は血液により全身の組織に運ばれる（これを分布という）わけだが，タンパク質と結合した薬は細胞膜を通れないなど，目的の作用部位への到達に不都合がある．しかし，タンパク質非結合型の薬は組織に移行しやすいので，タンパク質非結合型の割合の多い薬ほど効きやすいということになる．

　特定の部位に集中的に分布するような珍しい薬もある．最も有名なのが甲状腺に集まるヨウ素製剤である．フッ素を含む薬は骨や歯に集まる．また，脳に運ぶための薬は，血液脳関門という脳への防衛ラインを突破できないと脳内には到達できない．もしこの関門をまったく通過できない薬があるとすれば，その薬には逆に中枢作用はないといえる．一般的に脂溶性の高い薬が関門を通過することができる．胎盤と精巣にも関門があり胎児と精巣を保護している．名称はそれぞれ，血液胎盤関門と血液精巣関門という．

---

*よく使われる医療用語なのでぜひ覚えておこう．**一次性** primary：原発性，直接的　**二次性** secondary：続発性，間接的

3) 薬の代謝

薬は肝臓で代謝される。代表的な代謝酵素にはチトクローム P450（CYP，または CYPs）がある。おもな代謝反応は酸化還元，加水分解，および抱合体形成である。これらの代謝反応の結果，薬は水溶性を増したり薬としての作用を失ったりする。代謝されて薬としての作用を獲得する化合物もある。最初からそれを目的に作られた薬はプロドラッグと呼ばれる。薬によっては薬物代謝酵素を増加させたり活性を高めたりすることがある。これを酵素誘導という。酵素誘導が起こると薬の代謝が促進され，薬の血中濃度が低下する。フェノバルビタールは最も代表的なチトクローム P450 誘導薬として知られている。酵素誘導の逆，つまり酵素阻害を生じさせる薬もある。後述するように，酵素誘導や酵素阻害は薬物相互作用の要因になる。

4) 薬の排泄

大部分の薬は水溶性の物質になって尿中に排泄される。脂溶性の薬も糸球体濾過されて原尿*中に移行できるが，尿細管上皮細胞のトランスポーターにより再吸収されて血液中に戻ってしまう。肝臓で代謝されても水溶性にならない薬は胆汁中に分泌され，最終的には便として排泄される。胆汁中に分泌された後，腸管内で再吸収され血液中に戻ってしまう薬もある。これを腸肝循環という。また，肝臓病，腎臓病，心臓病などでそれぞれの臓器機能が低下すると，薬の排泄能が低下する。上述した腎臓，肝臓，小腸での薬の排泄のイメージを図 1-12 に示す。

病気による影響

- **肝臓病** ⇒ 薬物代謝能の低下は薬の効果をアップさせる方向に作用する。
- **腎臓病** ⇒ 薬物の排泄能が低下すると薬の作用が持続しやすい。
- **心臓病** ⇒ 心拍出量が低下すると肝臓や腎臓の血流量が低下する。

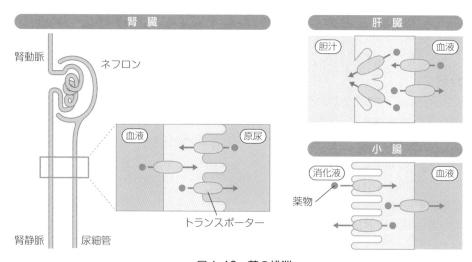

図 1-12　薬の排泄

---

*原尿：尿になる前の状態のもの。つまり腎臓の糸球体において，血液から血球やほとんどのタンパク質が除去され，糸球体の外側を囲むボーマン嚢にろ過された液体のことをいう。また，原尿に残ったブドウ糖やアミノ酸などは尿細管で再吸収され血液に戻される。

チトクローム P450 の特徴

- ・細胞内のミクロソームに局在する.
- ・最も活性が高いのは肝臓のチトクローム P450 である.
- ・種類が多い.
- ・脂溶性の薬しか酸化しない.

- ・基質特異性が低い. 1 種類のチトクローム P450 が多数の薬を代謝できるだけでなく, 1 種類の薬の代謝に多種類のチトクローム P450 が関与する.
- ・多くの薬により酵素誘導される.

3. 薬の相互作用, 薬と食物の相互作用

相互作用とは, 複数の薬を飲み合わせた, あるいはある薬をある食物と食べ合わせたときに起こりうる薬理作用の変化のことをいう. 患者にとって非常に有害な場合は, 飲み合わせや食べ合わせが禁忌になる. 相互作用は発生機序により薬物動態学的相互作用と薬力学的相互作用とに大別される.

1) 薬物動態学的相互作用

薬物動態学的相互作用は, 薬物動態の 4 つのプロセス(吸収, 分布, 代謝, 排泄)のどの段階でも起こりうる. 初学者がまず押さえないといけないのが図 1-13 に示した実験結果, つまり高コレステロール血症の治療に用いる HMG-CoA 変換酵素阻害薬とグレープフルーツとの相互作用である. グレープフルーツに含まれるフラボノイド成分が, 酵素のチトクローム P450 (関係するアイソフォーム*は CYP3A4)を阻害するため, この酵素により代謝される HMG-CoA 変換酵素阻害薬の代謝が抑制される. その結果,

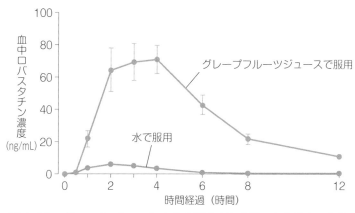

図 1-13　グレープフルーツによる高脂血症治療薬の血中濃度の上昇
グレープフルーツジュースで HMG-CoA 変換酵素阻害薬を服用すると, その成分であるロバスタチンの血中濃度が上昇する.

(Kantola T, et al : Clin Pharmacol Ther, 63 : 397-402 ,1998 から引用)

---

*アイソフォーム:機能は同じだが構造の異なるタンパク質のこと.

HMG-CoA 変換酵素阻害薬の薬理作用が増強される．この薬を使用しているときは，日頃グレープフルーツを大量に摂らないこと，HMG-CoA 変換酵素阻害薬などを服用するときにはグレープフルーツを同時に摂取しないことに注意する．ニフェジピンのようなカルシウム拮抗薬も有名で，直近の国試（第 110 回午前問題 17）では選択肢 4 つ（牛乳，納豆，ブロッコリー，グレープフルーツ）から「カルシウム拮抗薬の血中濃度を上げる食品はどれか」を選ばせる問題が出題された．正解はもちろん，選択肢 4 のグレープフルーツである．類題として第 105 回午後問題 17 も要チェックである．HMG-CoA 変換酵素阻害薬は第 3 章，カルシウム拮抗薬は第 5 章で解説する．

脳梗塞の予防に用いるワルファリンの作用機序は，ビタミン K に対する拮抗である．ビタミン K が豊富な納豆やブロッコリーが禁忌になるが，詳細は第 5 章に譲る．

2) 薬力学的相互作用

薬力学的相互作用は，薬理作用は同じだが作用機序が違う複数の薬を併用したときに起こるのが典型的である．最も有名な例は高血圧の治療に用いるカルシウム拮抗薬と β 受容体遮断薬の併用，あるいは利尿薬フロセミドと強心薬ジギタリスの間で起こる相互作用で，前者では血圧が下がり過ぎ，後者ではジギタリス中毒のリスクが高まる．

章 末 問 題

① 薬物の効果発現が最も速い与薬方法はどれか.

（第97回 午前27）

1）皮下注射
2）経口与薬
3）直腸内与薬
4）静脈内注射

② 薬物血中濃度の上昇が最も速いのはどれか.

（第99回 午前23）

1）皮内注射
2）皮下注射
3）筋肉内注射
4）静脈内注射

③ 一定レベルの血中濃度が最も長時間持続するのはどれか.

（第99回 午後42）

1）坐薬
2）舌下錠
3）吸入薬
4）全身性経皮吸収薬

④ 内服薬の初回通過効果が主に起こる部位はどれか.

（第102回 午後79）

1）口腔
2）肝臓
3）胆嚢
4）膵臓
5）腎臓

⑤ 坐薬について適切なのはどれか.

（第103回 追加午後44）

1）油脂性の坐薬は室温で保存する.
2）人工肛門への使用は無効である.
3）有効成分は直腸粘膜から直接吸収される.
4）成人では肛門から1cmのところまで挿入する.

⑥ 薬剤の血中濃度の上昇が最も速い与薬方法はどれか.

（第105回 午前22）

1）坐薬
2）経口薬
3）筋肉内注射
4）静脈内注射

（カッコ内は看護師国家試験の出題回と問題番号）

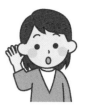

第2章

伝達物質に関連する薬

はじめに

第2章では伝達物質に関連する薬について学ぶ. 焦点をあてる伝達物質はアセチルコリン (ACh), カテコラミン, セロトニン, γアミノ酪酸 (GABA), オピオイド, おもな関連薬は筋弛緩薬, 抗認知症薬, 抗精神病薬, 抗うつ薬, 抗不安薬・睡眠薬, 抗てんかん薬, パーキンソン病治療薬, 気分安定薬, 中枢興奮薬, そして麻薬性鎮痛薬である. 知覚・痛覚と密接に関係する麻酔薬についても併せて解説する. プリン関連薬とヒスタミン関連薬については概要のみ説明し, 詳しくは第5章に譲る.

A 筋弛緩薬

1. 確認事項と基礎知識

運動神経細胞と骨格筋細胞はシナプスで結ばれている. このシナプス (別名は神経筋接合部) の伝達物質はアセチルコリン (ACh) であり, シナプス後膜にある ACh 受容体はニコチン性である (p.8 参照). 運動神経細胞の細胞体は脊髄前角にあり, γアミノ酪酸 (GABA) を伝達物質とする中枢神経系から調節されている.

2. おもな筋弛緩薬

筋弛緩薬は骨格筋を麻痺させる薬物の総称である. 作用点や作用機序の違いにより, 中枢性筋弛緩薬1群と末梢性筋弛緩薬3群の合計4群に分類する (表2-1). 中枢性筋弛緩薬はバクロフェンに代表されるGABA_B受容体アゴニストで, 脳脊髄内でのシナプス反射を抑制することで骨格筋を麻痺, あるいはその痙縮を抑制する. 末梢性筋弛緩薬の第1群は ACh 放出を抑制するボツリヌス毒素 (ボツリヌス菌が産生する毒素, p.86 参照) である. この毒性を逆手にとり, 毒素を用いて骨格筋を強制的に弛緩させようとする治療法がある. 適応は斜視, 眼瞼痙攣, 痙性斜頸など. 美容外科では「シワ」取りに使われる. 末梢

表2-1 筋弛緩薬

分　類	一般名	作用点・作用機序
GABA_B受容体アゴニスト	バクロフェン	脳脊髄内でのシナプス反射を抑制する
ACh 放出抑制薬	ボツリヌス毒素	運動神経末端からの ACh 放出を抑制する
神経筋接合部遮断薬	ベクロニウム	ニコチン性受容体を競合的に阻害する
	スキサメトニウム	ニコチン性受容体を脱感作させる
直接作用薬	ダントロレン	筋小胞体からのカルシウム放出を抑制する

性筋弛緩薬第2群は全身麻酔用の神経筋接合部遮断薬である．スキサメトニウハの作用機序については別途解説する．末梢性筋弛緩薬第3群のダントロレンは筋小胞体からのカルシウム放出抑制により骨格筋を直接麻痺させる．

カルシウム誘発性カルシウム放出 calcium-induced calcium release（CICR）とダントロレン

図は神経筋接合部の模式図である．神経筋接合部周囲で発生した活動電位は骨格筋細胞膜全体にさざ波のように伝わり，その過程でT管とよばれるくぼみに進入し，カルシウムチャネル（図中のCa-ch）を活性化する．カルシウムチャネルを通ってカルシウムイオンが流入すると，それが引き金となり，カルシウムを貯蔵している筋小胞体からカルシウムイオンが放出されるという仕組みになっている．ダントロレンはこの機構を阻害することで骨格筋を麻痺させる．CICRが「暴走」

すると骨格筋が硬直し体温が急上昇する．これが高熱を引き起こす悪性症候群である．発症には遺伝的要素が強く，遺伝形式は常染色体優性．遺伝子座の全容はまだ解明されていないが，ダントロレン感受性チャネルの先天性異常であることはほぼ確実．悪性症候群の症状の一つである悪性高熱を誘発するリスクが最も高いのは全身麻酔．発症頻度は稀（1/70,000）だが死亡率は10%台．治療法は特効薬ダントロレンの静注と全身冷却である．

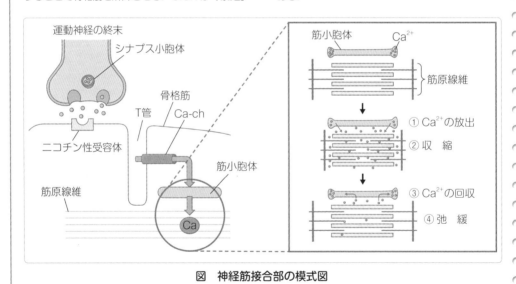

図　神経筋接合部の模式図

脱分極性筋弛緩

　スキサメトニウムはニコチン性受容体（nAChR）に結合し骨格筋を脱分極（＝興奮）させる．ここまでは ACh とまったく同じである．ところが，コリンエステラーゼ（ChE）により分解されないため，骨格筋の興奮が持続する．興奮が持続すると「脱感作現象」が起こり，次第に興奮性が低下，そして最後には骨格筋麻痺が生じる．筆者が習った薬理の教授が「はじめ興奮，のち麻痺」と何度も板書したのが印象的である．この「脱感作現象」は非常に複雑な機序により生じるため，本書ではこれ以上立ち入らない．脱感作の代わりに脱感受性，急性耐性，あるいはタキフィラキシーという用語を採用している教科書もある．ベクロニウムの作用機序はクラーレと同じだが，ニコチン性受容体阻害作用はクラーレよりずっと強力．骨格筋を脱分極させるわけではないので，非脱分極性筋弛緩薬とよばれる．

B　抗認知症薬

1. 確認事項と基礎知識

　ムスカリン性受容体（mAChR）の刺激薬はコリン類似薬とコリンエステラーゼ阻害薬（ChE 阻害薬）に大別される（p.11 参照）．両者とも幅広く臨床応用されているが，ここでは抗認知症薬について説明する．

2. おもな抗認知症薬

　わが国では現在，表 2-2 に示した 4 薬が使用されているが，そのうちの 3 薬が ChE 阻害薬である．最初に市販されたドネペジルはカラバル豆から得られたフィゾスチグミンの研究から生み出された．リバスチグミンはフィゾスチグミンやその類縁体ネオスチグミンと同じ「チグミン」という語尾を持つので覚えやすい．NMDA 受容体遮断薬は中等度 〜 重度の症例に適している．

せん妄と認知症の違い

　せん妄は入院など環境の変化によって急激に起こることが多いが経過は可逆的．幻覚妄想を伴うことがしばしば．これに対し認知症はゆっくりと起こり経過はほぼ不可逆的．しかも幻覚などは稀である．

表 2-2　おもな抗認知症薬

作用機序	一般名	おもな副作用
ChE 阻害	ドネペジル	悪心，嘔吐，食欲不振，下痢
	リバスチグミン	痒み，発疹，胸痛，頭痛
	ガランタミン	悪心，嘔吐
NMDA 受容体遮断	メマンチン	めまい，便秘，意欲低下，腎障害

抗認知症薬ドネペジルの開発

アルツハイマー型認知症は，アセチルコリン産生細胞の変性によるアセチルコリンの枯渇（こかつ）が原因だと考えられている．ドネペジルは古典的なコリンエステラーゼ（ChE）阻害薬であるフィゾスチグミン（別名エゼリン）の誘導体だ．悪名高い有機リン系殺虫剤サリンの殺虫機序は ChE 阻害である．地下鉄サリン事件直後に構内に入ったレスキュー隊員が構内から地上に戻った際に，まだ昼過ぎなのに夕方かと錯覚（さっかく）したというニュースが流された．これはサリンによる高度な縮瞳（しゅくどう）が原因だ．サリンの解毒薬プラリドキシムは ChE に結合したサリンを酵素から引き離すことにより酵素の作用を復活させるはたらきがある．

図　ドネペジルとフィゾスチグミン

抗精神病薬

1. 確認事項と基礎知識

統合失調症の原因はドパミン神経系の機能障害だと考えられている（ドパミン仮説）．ベンゾジアゼピン誘導体では治らないような強い不安（不穏状態）に対して，ドパミン受容体の一種である D_2 受容体の遮断薬が著効したという臨床経験がこの仮説の礎になっているようである．最近セロトニン神経系やノルアドレナリン神経系にも作用する新薬が抗精神病薬の主流になりつつある．

2. おもな抗精神病薬

統合失調症では中脳辺縁系の D_2 受容体を遮断する抗精神病薬が薬物治療の中心となる（表 2-3）．第 1 世代薬は D_2 遮断作用が強く，幻覚妄想や不穏などの陽性症状に有効性が高いが，同時に中脳皮質系，黒質線条体系，および漏斗下垂体系の D_2 受容体も遮断するため，それぞれ，陰性症状の増悪，錐体外路症状の出現，および血中プロラクチン濃度の上昇（高プロラクチン血症）といった副作用を起こす（表 2-4）．特記すべき他の副作用は，抗 α 作用（起立性低血圧），抗コリン作用（口渇，便秘，尿閉など），抗ヒスタミン作用（眠気，体重増加）など（表 2-5）．第 2 世代薬は主作用も副作用も「マイルド」なのが特徴である．第 1 世代薬と比較すると陰性症状（意欲低下，引きこもり，無関心など）の増悪も少ない．図 2-1 は代表的な第 2 世代薬リスペリドン（の内用液）の写真である．なお，第 1 世代薬を定型薬，第 2 世代薬を非定型薬と記載している教科書や参考書も多い．

表 2-3　おもな抗精神病薬

大分類	作用機序による分類	おもな薬
第1世代薬	ドパミン受容体遮断薬	クロルプロマジン，ハロペリドール
第2世代薬	SDA（セロトニン・ドパミン遮断薬）	リスペリドン，ブロナンセリン
	MARTA（多元受容体作用抗精神病薬）	オランザピン，クエチアピン
	DPA（ドパミン部分作動薬）	アリピプラゾール

SDA（serotonin-dopamine antagonist），MARTA（multiple acting receptor targeted antipsychotics），DPA（dopamine partial agonist）

表 2-4　抗精神病薬による錐体外路症状

疾　患	説　明
アカシジア	落ち着きがなくなる，足がムズムズしてじっとしていられないなど
アキネジア	随意運動能力が低下し，身体の動きが鈍くなる
振戦	代表的なパーキンソン病様症状で，止めようとしても止まらない震え
急性ジストニア	投薬初期に起こる不随意運動．首を横向ける，舌を突き出すなど
遅発性ジスキネジア	長期投薬後に起こる不随意運動．典型例は口をモグモグすること

表 2-5　錐体外路症状以外の副作用

副作用	備　考
抗コリン作用	口渇，便秘，尿閉
眠気	抗精神病薬の鎮静作用により生じるふらつき，転倒など
性ホルモン障害	男性の勃起不全，女性の生理不順
循環器症状	立ちくらみ（起立性低血圧）
悪性症候群	高熱（38〜40℃），筋強剛，意識障害，頻脈，発汗異常など
体重増加	第2世代薬で起こりやすい
高血糖	第2世代薬で起こりやすい

　悪性症候群は抗精神病薬（特に第1世代薬）で問題となる致死的な副作用である（p.36，ADVANCE「カルシウム誘発性カルシウム放出 CICR」）．特効薬は筋弛緩薬ダントロレン．D_2受容体遮断と関連することはわかっているが，まだ不明な点が多い．発症しやすいのは以下のような場合である．①ドパミン遮断薬（第1世代抗精神病薬など）の投与開始，②ドパミン作動薬（L-dopa など）の急激な減量や中止，③ドパミンの放出を促進するといわれているアマンタジンを長期投与後突然中止した場合．

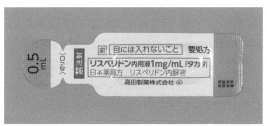

（高田製薬株式会社 提供）

図 2-1　リスペリドン内用液

スティック状のアルミラミネート包装中に 0.5mL の薬液が入っている．薬液濃度（これを力価という）は 1mg/mL．パッケージに印字された「劇」と「禁注射」にも注目．劇は劇薬の意味である（p.166 参照）．

3. 統合失調症の薬物療法の脇役

　下記のような薬が治療の脇役である．便秘薬については第5章，他の薬については第2章内の他項で解説する．

症状を改善する薬とおもな目的

　　・抗不安薬➡不安や緊張を軽減
　　・抗うつ薬➡抑うつ状態を軽減
　　・睡眠薬➡不眠症を改善

抗精神病薬の副作用を抑える薬とおもな目的

　　・パーキンソン病治療薬➡錐体外路症状（振戦，筋固縮など）を改善
　　・便秘薬➡排便ケア

例題　（看護師国家試験第94回　午前問題148）

　抗精神病薬を服用中の患者が「足がムズムズして座っていられない」と訴えた．考えられる副作用はどれか．

1）アカシジア
2）ジストニア
3）パーキンソン症候群
4）遅発性ジスキネジア

解　説

　設問1〜4はすべて抗精神病薬の副作用だが，訴えに合致するのはアカシジア（静座不能）のみ．

　類題（第109回午前問題66）を吟味してみよう．問題文は第94回午前問題148のそれとほぼ同じ．ただし，抗精神病薬の内服を開始した2日後に症状（そわそわして落ち着かず「足がムズムズする」と歩き回るようになった）という状況設定だった．選択肢は4つ（アカシジア，ジストニア，ジスキネジア，ミオクローヌス）．ミオクローヌスが抗精神病薬の副作用ではないことを押さえていた受験生には三択問題である．ジスキネジアが遅発性であることを覚えていた受験生には二択となる．遅発性ジスキネジアが内服開始2日後に出現することはまずない．ジストニアは不随意運動（首を横に向ける，舌を突き出すなど）で投薬初期に起こるが，「足がムズムズする」ことはない．正解は選択肢1のアカシジアである．

正解　1

ADVANCE　完全アゴニストと部分アゴニスト

リガンドとは特定の受容体に特異的に結合する化学物質を意味する．その中でも，特に生体内に存在し，その受容体に結合することで特異的に作用する物質を内因性リガンドという．つまり，神経伝達物質やホルモンのことだ．生理学や薬理学では，受容体に結合して内因性リガンドと同様の作用を引き起こす物質をアゴニストと総称するが，あるアゴニストの作用の最大値を内因性リガンドのそれと比較して，もし同等ならそのアゴニストを完全アゴニスト（フルアゴニスト），もし同等以下ならそのアゴニストを部分アゴニスト（パーシャルアゴニスト）と呼ぶ習慣である．教科書によっては「固有活性」という概念で説明している．つまり，完全アゴニストの固有活性は1，部分アゴニストのそれは1未満という具合であ

る．スポーツにたとえると完全アゴニストは1軍，部分アゴニストは1軍未満（つまり2軍）の選手だ．

さて，部分アゴニストは，たくさんの完全アゴニストと混在する条件下ではあたかも競合的アンタゴニストのように振る舞い完全アゴニストの邪魔をするが，完全アゴニストが非常に不足した状態ではあたかも完全アゴニストの助っ人のように振る舞うことができる．たとえば，抗精神病薬アリピプラゾール（ドパミン受容体の部分アゴニスト）はドパミン神経終末からのドパミン（完全アゴニスト）分泌が亢進しているときにはアンタゴニストとしてはたらきドパミンの作用を邪魔するが，分泌が低下しているときはアゴニストとしてはたらきドパミンの作用を手助けする．

わんポイント　抗精神病薬による副作用の症状

①薬物性パーキンソン症候群

パーキンソン病様の症状を呈する疾患がパーキンソン症候群である．いろいろな原因があるが，発症頻度からいえば薬物性（つまり薬の副作用）がナンバーワン．抗精神病薬（統合失調症治療薬）はその代表的な存在だ．その理屈は単純明快．ドパミン枯渇＝パーキンソン病と考えれば，抗精神病薬 ⇒ ドパミン受容体遮断（ドパミン枯渇

につながる）⇒ パーキンソン病様症状，という図式だ．抗精神病薬以外の薬として有名なのは消化管蠕動促進薬（ドンペリドンなど）と制吐薬（メトクロプラミドなど）だが，実は両者ともドパミン受容体拮抗薬だとわかってしまえば理解はしやすい．

②アカシジア

座ったら座ったで，立ったら立ったで，その姿勢を保つことができない病態．患者は絶えず体を揺り動かす．たとえば，立った状態で足踏み様の運動を繰り返すなど．じっとしてはいられない，動かずにはいられない衝動に駆られた結果の行動なので，本人も辛い．ドパミン受容体遮断効果の

強い薬の副作用として出現することが多い．代表的な原因薬は，抗精神病薬（特に第1世代薬），抗うつ薬（イミプラミン），制吐薬（ドンペリドン，メトクロプラミド），消化管潰瘍治療薬（スルピリド）．

D 抗うつ薬

1. 確認事項と基礎知識

うつ病は抑制と悲哀感を主徴とする気分障害である. 原因はまだわかっていないが, 仮説としては, セロトニン系とノルアドレナリン系の機能障害であると考えられている. 薬物療法の基本方針は神経終末からの伝達物質（セロトニン, ノルアドレナリン）の放出を促進するか, あるいは放出された伝達物質の神経終末への（トランスポーターによる）再取り込みを阻害するかのいずれかである.

2. おもな抗うつ薬

従来薬と新薬がある. 代表的な従来薬は三環系で, 主作用も副作用も強い. 副作用を軽減するため最近ではトランスポーター阻害薬（別名は再取り込み阻害薬）が第一選択される. 表2-6で紹介した薬のうち, SSRI（選択的セロトニン再取り込み阻害薬）やSNRI（セロトニン・ノルアドレナリン再取り込み阻害薬）がトランスポーターを阻害する. NaSSA（ノルアドレナリン作動性特異的セロトニン作動性抗うつ薬）は放出促進薬である. 四環系は抗うつ薬としてよりも睡眠薬として使われることの方が多い.

3. 気分安定薬

気分安定薬とは躁病の治療に用いる3薬（炭酸リチウム, バルプロ酸, カルバマゼピン）を意味する. 第一選択は炭酸リチウムだが, リチウムの作用機序についてはよくわかっていない. 副作用は多彩だが, 頻発するという意味では振戦, 脱力, 倦怠感である. バルプロ酸とカルバマゼピンは抗てんかん薬でもある.

表2-6　おもな抗うつ薬

分　類	一般名	おもな副作用
三環系*1	イミプラミン, アミトリプチリン	抗コリン作用, 抗α作用, 抗ヒスタミン作用
四環系	ミアンセリン	眠気, 食欲亢進
SSRI	フルボキサミン, パロキセチン	セロトニン症候群*2
SNRI	ミルナシプラン, デュロキセチン	
NaSSA	ミルタザピン	

*1 三環系の副作用のおもな症状：①抗コリン作用（口渇, 便秘, 尿閉）, ②抗α作用（低血圧）, ③抗ヒスタミン作用（眠気, 体重増加）
*2 脳内シナプスでセロトニン濃度が上がりすぎたときにおこる有害作用（不穏, 高熱, 頻脈, 吐気, 発汗など）をセロトニン症候群という.
SSRI：選択的セロトニン再取り込み阻害薬（selective serotonin reuptake inhibitor）, SNRI：セロトニン・ノルアドレナリン再取り込み阻害薬（serotonin noradrenaline reuptake inhibitor）, NaSSA：ノルアドレナリン作動性特異的セロトニン作動性抗うつ薬（noradrenergic and specific serotonergic antidepressant）

うつ病

うつ病（単極性障害）の特徴は，その症状の多くが程度の差はあれ誰にでも起こりそうな症状と，気分障害でありながら自律神経失調症様の症状を伴うことだ．うつ症状を躁症状と比較してみた．

躁症状とは反対の症状
　1）抑　制：躁状態の活動性・転導性の増大や支離滅裂とは反対の状態．
　　①行動がゆっくり，口数が少ない，人に会うのがおっくう．
　　②何もしないのに疲れる．
　　③ちいさなことでも考え込んでしまい決断できない．
　2）悲哀感：躁状態の上機嫌や自己価値高揚（誇大妄想）とは反対の状態．

　　①物悲しいが周囲の人にその深刻さがあまり伝わらない．
　　②微小妄想（周囲の人より自分が劣っていると感じる＝周囲の人が偉く見える）．
　　③自殺念慮（この世から消えてしまいたい），励ましは禁忌．

躁症状と共通の症状
　3）睡眠障害．
　　①夜中に目が覚める（睡眠維持困難）．
　　②朝早く目が覚める（早朝覚醒）．
　4）話し方が回りくどい：前置きが長くなかなか本題に入らない（入れない）．

E 抗不安薬・睡眠薬

1. 確認事項と基礎知識

　最近多くの人が睡眠障害を抱えていることが話題になっている．テレビや新聞でも盛んに取り上げられる．不眠症は代表的な睡眠障害だが，しっかり眠れない夜が続くと日中症状（眠気，だるさ，集中力低下など）が出現するようになる．専門医に相談して薬を飲んでみましょうという場合に処方されるのが睡眠薬や抗不安薬で，GABA（γアミノ酪酸）に関係した薬が多い．

2. おもな抗不安薬・睡眠薬

　抗不安薬を処方する不安症にはパニック症，恐怖症，強迫症，解離症（ヒステリー），身体症状症（心気症）なども含む．現在使われている薬の大半はベンゾジアゼピン（BZD）系（表2-7），つまりGABA受容体機能促進薬である．BZD系薬の一般的な副作用は眠気，倦怠感，ふらつき，転倒などだが，抗不安薬として使う限り重篤な副作用は少ない．ただし，重症筋無力症と緑内障には禁忌である．

　BZD系薬は睡眠薬としても非常に有用である．というより，むしろ，抗不安作用の強いものを抗不安薬，催眠効果の強いものを睡眠薬として処方しているといった方が実情に近い．代表的なBZD系睡眠薬はトリアゾラム，ブロチゾラム，ニトラゼパム．最近は非BZD系の超短時間作用薬も多用されている（表2-8）．代表例はオメガ受容体作動薬，メラトニン受容体作動薬，オレキシン受容体拮抗薬など．

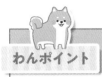

躁病（そう）

躁病とは上機嫌と自己価値高揚（誇大妄想），活動性と転導性の増大，支離滅裂などを特徴とする気分障害である．転動性の増大とはクルクルと目まぐるしい様をいう．

① 躁状態とうつ状態を繰り返す場合を躁うつ病（最近では双極性障害（そうきょくせいしょうがい））と称する．躁状態を欠く場合が単極性障害である．

② 炭酸リチウムは躁状態の沈静化に有効．ただし，作用機序は不明である．

③ 過度に高揚している場合にはクロルプロマジンやハロペリドールなど定型的抗精神病薬，あるいはベンゾジアゼピン系鎮静薬を処方する．

表 2-7　BZD 系抗不安薬

分　類	一般名	特　徴
短時間型	クロチアゼパム	マイルドな作用が特徴
	エチゾラム	抗不安作用と催眠作用を併せ持つ
中間型	ロラゼパム	肝機能障害者にも使える
	アルプラゾラム	抗不安抗パニック効果が強い
長時間型	ジアゼパム	抗てんかん薬としても有用
	フルジアゼパム	睡眠障害にも処方できる

一般名の語尾は「ゼパム」，あるいは「ゾラム」

表 2-8　非 BZD 系睡眠薬

分　類	一般名	特　徴
オメガ受容体作動薬*	ゾルピデム	非常に使いやすい薬
	ゾピクロン	苦味があるため嫌がる患者が多い
メラトニン受容体作動薬	ラメルテオン	作用も弱いが，副作用も弱い
オレキシン受容体拮抗薬	スボレキサント	悪夢に注意する

*オメガ受容体作動薬は，構造的には非 BZD 系だが，BZD 系薬とは作用点を共有している．

抗不安薬による副作用の症状

抗不安薬の副作用は国試頻出である．おもな副作用は眠気，倦怠感，反射能力の低下，立ちくらみ（起立性低血圧）である．選択肢の中に必ず似たような語句が見つかるはずだ．実例として看護師国家試験第96回午前問題144を紹介しよう．

例　題

抗不安薬を服用開始直後の患者で最も注意するのはどれか．

1）便秘
2）起立性低血圧
3）静座不能（アカシジア）
4）遅発性ジスキネジア

解　説

便秘，静座不能，ジスキネジアはすべて抗精神病薬の副作用だ．静座不能（アカシジア）とはじっと座っていられない，あるいは立ったり座ったりする状態．おもな訴えは「からだが落ち着かない」や「じっとしているのがつらい」．遅発性ジスキネジアは錐体外路症状ジスキネジアの1種だが，精神病薬を長期間服用した後で出現し，服用後にも治らないのが特徴である．正解は2の起立性低血圧．

ADVANCE

ベンゾジアゼピン誘導体の作用機序

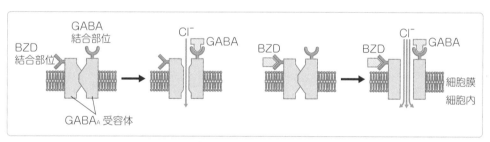

図　ベンゾジアゼピン誘導体の作用機序

GABA$_A$受容体はイオンチャネル内臓型受容体である．GABA結合部位にGABAが結合するとイオン通過孔が開く．クロライドイオン（Cl^-）は細胞内外の電気化学ポテンシャル勾配にしたがって細胞内に流入する．GABA$_A$受容体にはベンゾジアゼピン（BZD）結合部位もあるが，BZD単独ではチャネルを開かせることができない．しかし，GABAと共役するとイオン通過孔が著しく大きくなりCl^-の内向きの流れが増大する．

抗てんかん薬

1. 確認事項と基礎知識

痙攣（けいれん）とは意識的にとめることができない骨格筋の反復性収縮で，てんかんの主症状である場合が多い病態である．抗けいれん薬の多くが実は抗てんかん薬でもあることからこの定義が支持される．前項でγアミノ酪酸（GABA）受容体機能に対するベンゾジアゼピン（BZD）系の促進作用を図解したが（p.45 ADVANCE「ベンゾジアゼン誘導体の作用機序」参照），抗てんかん薬のルーツであるフェノバルビタールも（BZD系と同じ機序で）GABA受容体機能を促進する．もう一方のルーツであるフェニトインはナトリウムチャネル阻害薬（p.16参照）である．ちなみに，抗てんかん薬の多くはTDM（治療薬物モニタリング，p.3参照）の対象である．

2. おもな抗てんかん薬（表2-9）

抗てんかん薬のルーツはフェノバルビタールとフェニトインである．最近はフェノバルビタールの代わりにクロナゼパム，フェニトインの代わりにカルバマゼピン，ゾニサミド，バルプロ酸などが第一選択される．ちなみに，バルプロ酸はGABA分解酵素に対する抑制作用，ゾニサミドはカルシウムチャネルに対する阻害作用も併せもっている．従来薬に加えて使われ始めた新世代薬としては，GABA誘導体ガバペンチンが挙げられる．興奮性伝達物質グルタミン酸の放出を抑制する．最も有力な作用点は神経終末のカルシウムチャネルである．

抗てんかん薬に共通する副作用は眠気や自発性低下，多くの薬でみられる副作用は皮膚粘膜症候群（スティーブンス・ジョンソン症候群），血液障害（血小板減少，白血球減少），および肝機能障害．個別薬特有の副作用としては歯肉肥厚（フェニトイン），食欲増進（バルプロ酸）など．

表2-9　おもな抗てんかん薬

作用機序	一般名
GABA$_A$受容体の機能促進	フェノバルビタール，クロナゼパム
GABA分解酵素の抑制	バルプロ酸
Naチャネルの阻害	フェニトイン，カルバマゼピン，バルプロ酸，ゾニサミド
Caチャネルの阻害	ゾニサミド
グルタミン酸の放出抑制	ガバペンチン

G **パーキンソン病治療薬**

1. 確認事項と基礎知識

ドパミンを産生するドパミンニューロンは主として中脳黒質に分布し，線状体に向けて軸索を投射（黒質線状体投射）する．パーキンソン病はこれら中脳黒質ドパミンニューロンの変性疾患である．病状も多

彩，症状も多彩だが，病気の本態がドパミン不足である以上，薬物治療の決め手はドパミン補充である．
なお，ドパミン系とアセチルコリン系の両方が異常という考え方もあり，これがアセチルコリン関連薬を
用いた治療の根拠になっている．

2. おもなパーキンソン病治療薬（表 2-10）

パーキンソン病薬物治療の決め手は脳内ドパミンの補充である．第一選択はドパミンの前駆物質レボド
パ（L-DOPA）である．ドパミンを補充するためにドパミンの原料であるレボドパを投与するのだから，
単純明快である．なぜドパミンではなくてレボドパかというと，レボドパしか血液脳関門を通過できない
からである．レボドパは脳内でドパミンに変化し，不足したドパミンを補充する（図 2-2）．

レボドパの副作用は多彩だが，特筆すべきは起立性低血圧である．起立性低血圧自体がパーキンソン病
による自律神経失調症の兆候なので，レボドパを服用している患者が急に立ち上がると低血圧発作を起こ
しやすい．つまり，転倒のリスクが非常に高くなる．治療開始直後に吐き気と食欲不振が出現するのもよ

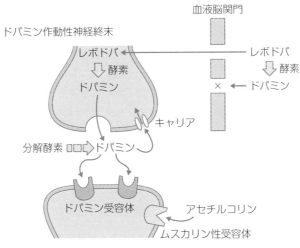

図 2-2 ドパミン作動性シナプス

表 2-10 パーキンソン病治療薬の全体像

作用機序	一般名
ドパミン前駆物質	レボドパ
ドパミン放出促進薬	アマンタジン
ドパミン受容体アゴニスト	ブロモクリプチン，ペルゴリド，カベルゴリン
抗コリン薬	トリフェキシフェニジル，ピペリデン
MAO-B 阻害薬	セレギリン
COMT 阻害薬	エンタカポン
ノルアドレナリン前駆物質	ドロキシドパ
ドパミン脱炭酸酵素阻害薬	カルビドパ，ベンセラジド
アデノシン受容体拮抗薬	イストラデフィリン

く知られた副作用である.

　第二選択はドパミンに代わってドパミン受容体（おもに D_2 受容体である）を直接刺激する受容体アゴニスト，ドパミン分解酵素を抑制してシナプス間隙のドパミン濃度を低下させないようにする分解酵素阻害薬，ドパミン放出促進薬などである．ドパミン放出促進薬アマンタジンはもともと A 型インフルエンザの治療薬だったという変わり者である．ただし，ドパミンが完全に枯渇すると，理屈の上では効かなくなる．なお，パーキンソン病におけるアセチルコリン系の異常はムスカリン性受容体機能の異常亢進という意味であり，これがアセチルコリン関連薬として抗コリン薬を選択する根拠になっている.

H 中枢興奮薬

1. 確認事項と基礎知識

　中枢興奮薬は医薬品としての麻薬・覚醒剤という意味合いが強い．そのため，処方する際も厳重な注意が必要である．なお，中枢興奮薬を精神刺激薬として記載している教科書も多い.

2. おもな中枢興奮薬

　カフェインには中枢興奮作用がある．作用機序はまだよくわかっていないが，脳内アデノシン受容体を介する間接的な作用だと解釈されている．作用機序が何であるにせよ，コーヒーやコーラなどの嗜好品として最も身近な中枢興奮薬である．メタンフェタミンモノアミン酸は酵素 monoamine oxidase（MAO）の活性とモノアミントランスポーター機能を修飾し，シナプス間隙のカテコラミン濃度をアップさせ，これが中枢興奮作用に繋がる．何かをしたときの「ご褒美」に関係するドパミン神経系の活動度がアップすることで快楽を引き起こし，それが最終的に薬物依存性をもたらす可能性が高いわけである．メチルフェニデートの作用機序もメタンフェタミンのそれとほぼ同じだが，適応症は注意欠陥多動障害（ADHD）に限定される.

　コカインは（p.4 参照）コカの葉に含まれているアルカロイドである．「麻薬及び向精神薬取締法」で麻薬に指定されているが，塩酸塩のみは局所麻酔薬（表面麻酔薬）として日本薬局方に収載されている．中枢神経系では神経終末にあるトランスポーターを遮断し，カテコラミンやセロトニンの再取り込みを阻害する．図 2-3a はコカインによるドパミン再取り込み阻害のイメージ図である．再取り込み阻害の結果，シナプスでのドパミン濃度がなかなか下がらず，その結果，過剰興奮が起こる．この現象をドパミンの「報酬効果」として解説している高校教科書も多い.

　図 2-3b はシナプスでの過剰興奮が続くと次に何が起こるかのイメージ図である．過剰興奮の結果，一時的に「報酬」が得られるが，徐々にシナプス後細胞のドパミン受容体数が減少してしまう．これが受容体のダウンレギュレーションである．こうなってしまう，つまり「報酬」が減ってしまうと，コカイン服用者には不満が生じる．以前と同じ「報酬」を得るために，仕方なくコカインの量を増やす，という悪循環（薬物依存性，あるいは薬物中毒）に陥りやすい．なお，ダウンレギュレーションという用語は第 3 章で再登場する.

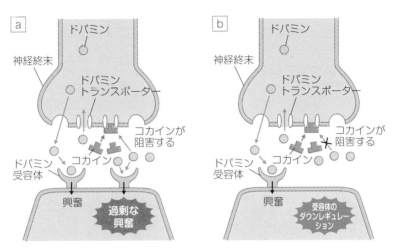

図 2-3　コカインによるドパミンの再取り込み阻害

コカインによるドパミン再取り込み阻害のイメージ図

I　モルヒネ関連薬

1. 確認事項と基礎知識

　第 1 章で紹介したように，モルヒネはケシの実から得られるアヘンアルカロイドである．鎮痛作用を示す薬用成分として単離されたのは 1800 年代初頭で，それから 200 年以上経った現在でもモルヒネは麻薬性鎮痛薬の基本薬である．麻薬性鎮痛薬や関連する合成鎮痛薬などのアルカロイド，あるいは内因性リガンドを併せてオピオイドと総称する．オピオイドの鎮痛効果は抜群だが，身体的精神的依存症という厄介な問題を引き起こす．日本では「麻薬及び向精神薬取締法」で麻薬指定されている（p.167 参照）．

2. モルヒネとナロキソン

　内因性リガンドはエンケファリンとエンドルフィンである．オピオイド受容体は G タンパク共役型で，鎮痛作用の主役はミュー（μ）受容体である．受容体刺激のおもな副作用は便秘（腸管運動抑制），吐き気，眠気であり，急性中毒の兆候は呼吸抑制である．中毒症の特効薬はナロキソン．μ受容体を特異的かつ競合的に阻害する．

3. コデインとオキシコドン

　コデイン（別名メチルモルヒネ）はアヘンアルカロイドにわずかに含まれる成分である．μ受容体アゴニストだが，鎮痛作用はモルヒネの半分以下であり，むしろ，鎮咳薬（咳止め），あるいは止瀉薬（下痢止め）として利用されている．市販の総合感冒薬には咳止め効果を期待してコデイン誘導体のジヒドロコデインが配合されていることが多い．アヘンアルカロイドから抽出されるテバインを原料にして半合成されるμ受容体アゴニストがオキシコドンである．この薬はμ受容体の完全作動薬であり，強オピオイドに

分類されている.

4. フェンタニルとペチジン

フェンタニルとペチジンは鎮痛作用をパワーアップした合成薬である. フェンタニルは貼用も可能. 貼ったままシャワー可能, 室温保存可能など利便性が高い.

5. 三段階除痛ラダー

図2-4は世界保健機関（WHO）が提唱している除痛プログラムの概念図である. ラダーとは舵という意味. その目的ががん性疼痛の緩和といえる. 鎮痛薬選択の基本方針は弱い薬（＝非オピオイド）と強い薬（＝オピドイド）を痛みに応じて組み合わせることであり, 細かい配慮をしながら個別的に処方する, なるべく注射しない, できるだけ定時的な服薬にする, ラダーに沿って弱い薬と強い薬を選ぶなどの5原則に従う. 非オピオイドとは非ステロイド性抗炎症薬（NSAIDs）のことである（第4章で詳しく説明する）. NSAIDsには属さない鎮痛薬アセトアミノフェンも選択可能である. 第2段階で使用するオピオイドは弱オピオイド. 具体的にはコデイン, トラマドール（ADVANCE「トラマドールとトラムセット®」参照）など. 第3段階で使用するオピオイドは強オピオイド（モルヒネ, オキシコドン, フェンタニルなど）である. 定時で服用するオピオイドで対応できないときに頓服薬を出すことがレスキューである.

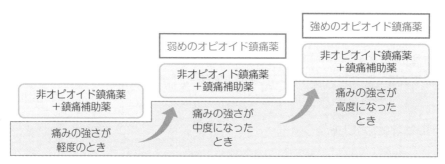

図2-4　WHOの三段階除痛ラダー

ADVANCE　トラマドールとトラムセット®

トラマドールは抗うつ作用を併せもった弱オピオイドである. μ受容体に対する親和性はモルヒネの1/6,000でコデインの1/10程度. WHO除痛ラダーの第2段階薬という位置づけである. 抗うつ作用はノルアドレナリンとセロトニンの再取り込み阻害によると考えられている. 非オピオイド系の鎮痛薬では対応困難な非がん性慢性疼痛, 抜歯後の激痛, 変形性関節症に伴う疼痛, 慢性腰痛などに処方される. 他のオピオイドに比べると重篤な副作用, 身体的精神的依存性が少ない. トラムセット®はトラマドールとアセトアミノフェンの配合剤だ. 1錠中の配合比率はおよそ1対9. 眠気や便秘などの副作用が少ないのが特徴である.

6. 鎮痛補助薬

鎮痛補助薬の代表例をまとめた（表 2-11）.

表 2-11　代表的な鎮痛補助薬

薬　剤	備　考
クロナゼパム，カルバマゼピン（抗てんかん薬）	GABA 受容体に作用し，神経の興奮を抑制する
アミトリプチリン（三環系の抗うつ薬）	セロトニンやノルアドレナリンの再取り込みを阻害し，下行性抑制系を賦活して鎮痛効果を発揮する
フルボキサミン（SSRI タイプの抗うつ薬）	
ミルナシプラン（SNRI タイプの抗うつ薬）	
プレガバリン（新しい鎮痛薬，神経障害性疼痛治療薬）	―

以下に，鎮痛補助薬についての例題を示す.

例題　看護師国家試験過去問第 103 回追加午後 48

　A さん（46 歳，男性）は，肺癌の腰椎転移で治療中である．モルヒネ除放錠 20mg を 1 日 2 回（午前 9 時，午後 9 時）とアセトアミノフェン 500mg を 1 日 3 回（毎食後）内服して痛みをコントロールしていたが，急激な痛みが出現した．この時点の A さんのレスキューとして用いられるのはどれか.

1）モルヒネ除放錠

2）モルヒネ速効薬

3）アセトアミノフェン

4）非ステロイド性消炎鎮痛薬

解　説

　定時で服用するオピオイドで対応できないときに頓服薬を出すことがレスキューである（p.50 参照）．A さんは現在，強オピオイドであるモルヒネと非オピオイド鎮痛薬であるアセトアミノフェンで痛みをコントロールしているわけだが，その A さんに出現した急激な痛みに対するレスキューとしては，即効性の強オピオイドがベストである．したがって選択肢 1 ではなく，選択肢 2 が正解である.

正解　2

J 麻酔薬

1. 確認事項と基礎知識

　麻酔薬（全身麻酔薬，局所麻酔薬）は高校理科の対象外である．しかし，教科書を精読するといくつかの関連事項を見つけることができる．芳香族化合物として習ったはずの安息香酸は，実は，局所麻酔薬である．神経終末から分泌された神経伝達物質ドパミンを神経終末に取り込むトランスポーターの阻害物質としてコカインを紹介している教科書が多いが，実はコカインも局所麻酔薬である．

2. おもな麻酔薬

　麻酔は全身麻酔と局所麻酔に分かれる．全身麻酔のおもな使用目的は意識消失（鎮静），筋弛緩，有害反射除去である．全身麻酔時には**表2-12**に掲載した薬を組み合わせて使用する．全身麻酔の副作用として覚えておかなけばならないのが悪性高熱である（p.36，ADVANCE参照）．症例提示の代わりとして（p.53）国試過去問を紹介した．

表 2-12　おもな全身麻酔薬

種　類	代表的な薬	特　徴
吸入麻酔薬	亜酸化窒素	鎮静作用 < 鎮痛作用
	イソフルラン	鎮静作用 > 鎮痛作用
静脈麻酔薬	ミダゾラム	ベンゾジアゼピン系
	チオペンタール	バルビツール系
鎮痛薬	フェンタニル	麻薬性鎮痛薬
筋弛緩薬	ベクロニウム	非脱分極性筋弛緩
筋弛緩薬拮抗薬	ネオスチグミン	抗コリンエステラーゼ

3. 吸入麻酔薬

　吸入麻酔薬はガス状態での気管内投与が基本．肺胞で血液中に移行し血流により脳に運ばれる．おもな効果は意識消失，無痛（痛み刺激に対する応答なし），健忘だが，作用機序に関する統一的な解釈はまだ得られていない．代表的な吸入麻酔薬はイソフルランである．余談であるが，筆者が学生のとき，麻酔科の教授が「全身麻酔とは有機溶媒による急性中毒だ」と強調したのが感動的だった．

4. 静脈麻酔薬

　静脈麻酔薬は全身麻酔の導入としての存在意義がある．吸入麻酔開始直前に静脈内投与する．代表的な薬であるチオペンタールはバルビツール系なので $GABA_A$ 受容体を介する鎮静効果を期待して選択する．併用する筋弛緩薬（ベクロニウムなど），鎮痛薬（フェンタニルなど）は持続点滴法で投与する．

5. 局所麻酔薬

　代表薬はリドカイン．作用機序は単純明快で，ナトリウムチャネルをブロックし痛覚伝導を遮断する．皮下注射用の注射液，外用のゲルなど剤形は多彩である．

例題　看護師国家試験第 105 回午前 46

　Aさん（48 歳，男性）は，直腸癌のため全身麻酔下で手術中，出血量が多く輸血が行われていたところ，41℃に体温が上昇し，頻脈となり，血圧が低下した．麻酔科医は下顎から頬部の筋肉の硬直を確認した．既往歴に特記すべきことはない．

この状況の原因と考えられるのはどれか．

1. アナフィラキシー
2. 悪性高熱症
3. 菌血症
4. 貧血

解　説

　悪性高熱は全身麻酔下で起こる重篤な合併症である．代表的な症状や所見は，急激な体温上昇，持続性の筋収縮（下顎から頬部の筋肉の硬直），頻脈，血圧の不安定化，低酸素血症，代謝性アシドーシス，横紋筋融解によるミオグロビン尿や高カリウム血症など．特効薬は筋弛緩薬ダントロレンである（p.36，ADVANCE 参照）．

正解　2

K プリン受容体関連薬

　ATP 関連の受容体をプリン受容体と総称する．プリン受容体関連薬のおもな臨床応用は抗不整脈薬（一般名 ATP），および抗血栓薬（一般名チクロピジン）であり，第 5 章で解説する．

L ヒスタミン関連薬

　ヒスタミンは構造的にはアミン（＝生理活性アミン），機能的には局所ホルモンである．体内ヒスタミンのほとんどは末梢にあり，脳にはごくわずかしか存在しない．この点はセロトニンとよく似ている．末梢ではマスト細胞（肥満細胞）やエンテロクロマフィン様細胞（腸クロム親和性細胞様細胞，略語は ECL）に豊富である．前者はアレルギーに関与し，後者は胃酸分泌を促進する．これらを阻害する薬（抗ヒスタミン薬）については第 5 章で解説する．

章 末 問 題

---

① オランザピン（非定型抗精神病薬）内服中の患者で最も注意しなければならないのはどれか.

(第99回 午前80)

1）高血圧
2）高血糖
3）高尿酸血症
4）高アンモニア血症
5）高ナトリウム血症

---

② フェンタニル貼付剤について適切なのはどれか.

(第103回 追加午前48)

1）冷蔵庫で保存する.
2）貼付部位は毎回変える.
3）シャワー浴のときは，はがす.
4）痛みが強くなったら，もう1枚貼付する.

---

③ 貼付剤として用いられる薬剤はどれか.

(第104回 午後17)

1）フェンタニル
2）リン酸コデイン
3）モルヒネ塩酸塩
4）オキシコドン塩酸塩

---

④ 抗コリン薬の投与が禁忌の疾患はどれか. 2つ選べ.

(第104回 午後84)

1）疥癬
2）緑内障
3）大腿骨骨折
4）前立腺肥大症
5）前頭側頭型認知症

（カッコ内は看護師国家試験の出題回と問題番号）

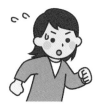

第3章

代謝に関連する薬

はじめに

　第3章では代謝関連薬を取り上げる．チロキシン（新陳代謝），インスリン（糖代謝），パラトルモン（骨代謝）など，ホルモン関連の生理学が基礎になった内容が多い．具体的には甲状腺疾患治療薬（バセドウ病治療薬），性ホルモン関連薬，糖尿病治療薬，骨粗鬆症治療薬，脂質異常症治療薬，痛風治療薬などであるが，細胞内代謝と密接に関連する抗がん薬，ビタミン，ミネラルについても解説する．

A　甲状腺ホルモン関連薬

1. 確認事項と基礎知識

　甲状腺は前頸部（喉仏の下辺り）にある内分泌器官である（図3-1）．分泌されるホルモンが甲状腺ホルモンとカルシトニンであること，それぞれの生理的機能が代謝亢進と血中 Ca 値の低下であることは要確認である．甲状腺疾患を疑った場合は触診しなければいけないが，このときの触り方が看護師国家試験（第103回追加午前問題43）で出題された．図3-2 はその問題に使われた視覚素材である．

　甲状腺は甲状腺ホルモン（トリヨードサイロニン〔T3〕／サイロキシン〔T4〕）を分泌する．この分泌は視床下部と下垂体から分泌される刺激ホルモン（甲状腺刺激ホルモン放出ホルモン〔TRH〕／甲状腺刺激ホルモン〔TSH〕）により調節される．分泌された甲状腺ホルモンはネガティブフィードバックにより TRH と TSH の分泌を抑制する．甲状腺ホルモンの作用は多様で，全身の組織に作用し基礎代謝率を維持・促進する．このような多様性の本質は核内受容体を介する DNA 転写調節にある．どういうことかといえば，たとえば，T4 は心筋細胞に作用して β 受容体を増やす．この結果，β 受容体を介して過剰な興奮が起こり，典型的なバセドウ病の所見が出現する．その症状とは，頻脈，期外収縮や心房細動，収縮力増大，脈圧差増大などである．

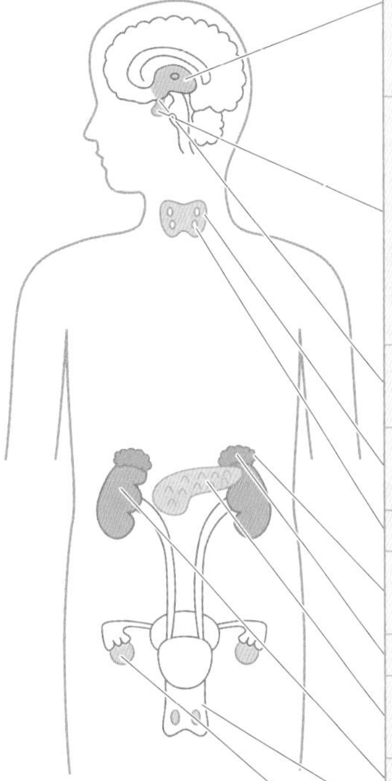

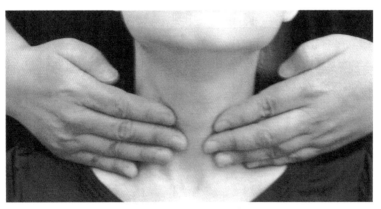

分泌線	ホルモン（別名，略語など）	最も関係する疾患
視床下部	ACTH 放出ホルモン（CRH）	—
	TSH 放出ホルモン（TRH）	—
	GH 放出ホルモン（GHRH）	—
	ソマトスタチン	—
	LH 放出ホルモン（LHRH）	乳がん，前立腺がん
下垂体前葉	副腎皮質刺激ホルモン（ACTH）	クッシング病，アジソン病
	甲状腺刺激ホルモン（TSH）	バセドウ病，クレチン病
	成長ホルモン（GH）	巨人症，小人症
	プロラクチン	高プロラクチン血症
	黄体化ホルモン（LH）	—
	卵胞刺激ホルモン（FSH）	—
下垂体後葉	バソプレシン	尿崩症
	オキシトシン	—
甲状腺	サイロキシン（T3/T4）	バセドウ病，クレチン病
	カルシトニン	骨粗鬆症
副甲状腺	パラトルモン（PTH）	血清カルシウム濃度異常
副腎皮質	糖質コルチコイド	クッシング病，アジソン病
	鉱質コルチコイド	高血圧
副腎髄質	カテコラミン	
膵臓	インスリン	糖尿病
	グルカゴン	—
腎臓	エリスロポエチン	腎性貧血
精巣	アンドロゲン	前立腺がん
卵巣	エストロゲン	—
	プロゲステロン	—

図 3-1　おもな内分泌官

図 3-2　甲状腺触診法

問題：触診法の写真を示す．触診しているのはどれか．
選択肢：1．耳下腺，2．顎下腺，3．扁桃腺，4．甲状腺．正解はもちろん甲状腺である．

（看護師国試過去問第 103 回追加午前問題 43 より引用）

2. 甲状腺疾患治療薬（バセドウ病治療薬）

1）バセドウ病の臨床症状

看護師国家試験の過去問題を紹介する．第93回なので少し古いが，覚えておくと非常に役に立つ．

22歳の女性．食欲があるにもかかわらず3ヵ月で4 kgの体重減少があり，頻脈，発汗，振戦があった．最も考えられるのはどれか．

1）一過性脳虚血発作

2）過換気症候群

3）大動脈炎

4）甲状腺機能亢進症

正解は甲状腺機能亢進症，つまりバセドウ病．厳密にいえば，甲状腺機能亢進症 ＝ バセドウ病ではないが，学生時代はこれで充分である．

さて，彼女が学生で，学校の保健室に相談したと仮定する．校医の先生が学生に問診したときに，聞き出す可能性のあるバセドウ病特有の症状を想像してみる．下線部は診断するのに特に重要な要素である．

① 予備診察の結果は身長160 cm，体重41 kg，体温37.3℃，脈拍108，血圧142/40 mmHg（圧差102）．

② 彼女は最近食欲旺盛になり太り過ぎを気にしていたら痩せてしまった．

③ 最初は嬉しかったが，イライラして勉強に集中できなくなった．

④ 友達からはせっかちになったと言われている．

⑤ 朝起きたときに目に砂が入っているように感じる．

⑥ 丸首のシャツを着ると喉がきつい．

⑦ 非常に疲れやすい．

⑧ しゃがむと立ち上がりにくいので学校では洋式トイレしか利用しない．

⑨ 心臓はドキドキし，階段を上がるとひどい動悸がする．

⑩ 家族があきれるほど冷房を効かせたがる．

バセドウ病を疑った校医は彼女に血液検査（甲状腺機能スクリーニング検査）を勧めた．その結果，血液中のT4濃度が正常の約5倍，TSH濃度が正常の約0.1％だった．これはネガティブフィードバックの典型例である．圧差（最高血圧と最低血圧の差）の増大や頻脈は，T4により心筋細胞にあるβ受容体の発現量が増えたことで説明可能である．つまり，交感神経からのノルアドレナリン放出量は変わらないが受け入れる受容体側が増えたために反応性がアップしたと考えられる．

2）治療薬

甲状腺機能亢進症に対する治療は複数の選択肢がある．

①外科的治療（甲状腺摘出）

②放射線療法（アイソトープ療法）

③甲状腺疾患治療薬を使用した薬物療法

本書では①外科的治療には立ち入らない．ただし，甲状腺を摘出すると甲状腺機能低下症になる可能性が高いことだけは重要事項である．②の放射線療法とは甲状腺シンチグラムのことである．シンチグラムではヨウ素（I）が甲状腺に取り込まれやすい性質を利用し，アイソトープ（^{131}I）を使って甲状腺の位置と形，大きさ，および甲状腺内のアイソトープの分布状態を調べる．この検査は内因性ヨード（＝ヨウ素）の影響を受けやすいので，検査前1週間はヨードに富む食品を避ける必要がある．具体的には昆布，ひじき，わかめ，海苔などの海草類．この点が国家試験でよく問われる．

　③薬物療法の第一選択はチアマゾールとプロピルチオウラシル．両者とも甲状腺ホルモンの合成を阻害する．作用点は酵素ペルオキシダーゼ．この酵素を阻害するとチロシンのヨード化（ヨウ素化）がストップし，サイロキシンが合成できなくなる．おもな副作用は無顆粒球症と肝機能障害である（例題参照）．

3. 甲状腺機能低下症の治療薬

　甲状腺機能低下症に対しては甲状腺ホルモン補充療法が適応される．現在の第一選択はレボサイロキシンである．主成分であるサイロキシン（T4）は，体内で脱ヨード化されてトリヨードサイロニン（T3）に変化してから作用するので，ある意味ではプロドラッグである．プロドラッグについては第4章の非ステロイド性抗炎症薬の項で用語解説する．

例題　（看護師国家試験第103回午後問題87）

抗甲状腺ホルモン薬の副作用はどれか．2つ選べ．
①多毛
②眼球突出
③中心性肥満
④肝機能障害
⑤無顆粒球症

解　説

　抗甲状腺ホルモン薬とは甲状腺機能亢進症（＝バセドウ病）に対する治療薬のことであり，本文中の繰り返しになるが，第一選択薬はチアマゾールとプロピルチオウラシルである．内服開始後半年間は少なくとも月1回の診察と血液検査を実施する．おもな検査項目は血中のT4濃度，TSH濃度，白血球数とその分画，血小板数，ビリルビン濃度など．予想しておかなければいけない副作用は肝機能障害（選択肢4）と無顆粒球症（選択肢5）である．ちなみに，多毛と中心性肥満はステロイド薬の副作用（p.78参照），眼球突出はバセドウ病の症状である．

正解　4，5

B 性ホルモン関連薬

1. 確認事項と基礎知識

性ホルモンは精巣から分泌される男性ホルモン（アンドロゲン），卵巣から分泌される卵胞ホルモン（エストロゲン）および黄体ホルモン（プロゲステロン）の総称である．これらは下垂体前葉から分泌されるゴナドトロピン，つまり性腺刺激ホルモン（通常はGnと略）から支配されている．ゴナドトロピンはさらに視床下部から分泌される性腺刺激ホルモン放出ホルモン（通常はGnRHと略）の支配下にある（図3-3）．この図ではゴナドトロピン＝黄体化ホルモン＋卵胞刺激ホルモンという関係である．女性の場合，性ホルモンは性周期を生む．例題として看護師国家試験の過去問にトライしてみよう．

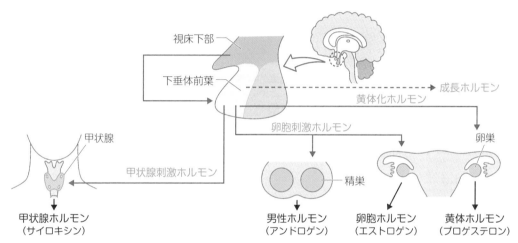

図3-3 おもな性ホルモンの分泌器官

例題 （看護師国家試験第94回午後問題14）

図は性周期におけるホルモンの変化を示す．基礎体温を上昇させるのはどれか.

1）ア
2）イ
3）ウ
4）エ

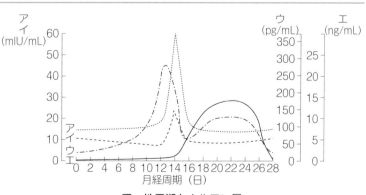

図 性周期とホルモン量

解　説

　グラフの横軸は時間（端から端までが 28 日間），縦軸はホルモン濃度．縦軸が 3 種類用意されている
のに注意しながら図を読み解こう．基礎知識として排卵が 14 日目前後で起こり，その後基礎体温が上昇
するということは知っておいた方がよい．上昇の度合いはごくわずか（0.3～0.5℃）である．排卵日の
付近に分泌がピークを示すホルモンは下垂体前葉から分泌される性腺刺激ホルモンだ．つまり（ア）と
（イ）．2 峰性の分泌を示すのは卵巣から分泌される卵胞ホルモンのエストロゲンだ（ウ）．以上の 3 つに
対して，排卵後にのみ分泌量が増えるのは卵巣から分泌される黄体ホルモンのプロゲステロン（エ）．し
たがって，基礎体温を上昇させるホルモンを知っていなくても，正解が（エ）ではないかと予想すること
が可能だろう．ちなみに，（ア）は黄体化ホルモン（LH），（イ）は卵胞刺激ホルモン（FSH）である．

正解　エ

　最近の国試（第 109 回午前問題 48）で選択肢（脳下垂体全摘出術，単純子宮摘出術，低位前方切除術，
片側卵巣切除術）の中から「手術後に無排卵になるのはどれか」を選ばせる問題が出題された．下垂体を
全摘するとゴナドトロピンの分泌がストップ，結果的に性周期が機能せず無排卵となる．つまり，正解は
脳下垂体全摘出術である．

2. 性ホルモン関連薬

1) 経口避妊薬

　天然型エストロゲンや合成エストロゲンが更年期障害治療薬や経口避妊薬（エストロゲンとプロゲステ
ロンの合剤）として処方される．経口避妊薬のおもな作用は排卵抑制である．

2) 筋肉増強薬

　タンパク質同化ステロイドは，アンドロゲンの性ホルモン作用を弱めてタンパク質同化作用を強力にし
た合成ステロイド薬として，外傷後や手術後の体力回復目的で処方される．運動選手が不正使用すると，
ドーピングテストで陽性になる．

3) ホルモン療法薬

　乳がんや前立腺がんなどホルモン依存性の腫瘍に対し，ホルモン分泌抑制作用や受容体拮抗作用による
抗腫瘍効果を期待して投与する薬物をホルモン療法薬と総称する（表 3-1）．乳がんの治療方針は「抗エ
ストロゲン」，前立腺がんの場合は「抗アンドロゲン」なので，その方針に沿った薬が選択される．表中
最下段の GnRH 受容体作動薬がなぜ「抗アンドロゲン」なのかという理由は単純ではないが，第 2 章の
コカインとドパミン受容体の項で説明した「過度の受容体刺激による受容体のダウンレギュレーション」
が生じる結果だと解釈されている．この点については第 5 章で再度説明する．

　表 3-1 にはリストアップしていないが，閉経後骨粗鬆症に対して，選択的エストロゲン受容体モジュ
レーターselective estrogen receptor modulator（SERM）が承認されている．エストロゲン受容体
を介して骨にはアゴニストとして作用し骨吸収を抑制，子宮・乳房にはアンタゴニストとして作用しエス
トロゲン系薬のデメリット（乳がんリスク）を回避できる．代表薬はラロキシフェン．

表 3-1　ホルモン療法薬

分　類	一般名	作用機序	適　応
エストロゲン合成酵素[*1]阻害薬	アナストロゾール	エストロゲン生成抑制	乳がん
抗エストロゲン薬	タモキシフェン	乳腺増殖抑制	
プロゲステロン	メドロキシプロゲステロン	エストロゲン分泌抑制	乳がん，子宮体がん
抗アンドロゲン薬	ビカルタミド[*3]，クロルマジノン[*3]	アンドロゲン受容体遮断	前立腺がん
GnRH[*2]受容体拮抗薬	デカレリクス	アンドロゲン分泌抑制	
GnRH[*2]受容体作動薬	リュープロレリン	性ホルモン分泌抑制	前立腺がん，乳がん

[*1]　エストロゲン合成酵素はアロマターゼ
[*2]　GnRH（gonadotropin-releasing hormone）性腺刺激ホルモン放出ホルモン
[*3]　ビカルタミドは非ステロイド薬，クロルマジノンはステロイド薬

わんポイント　　　**前立腺がんのマーカー**

　前立腺特異抗原 prostate-specific antigen（PSA）．これは前立腺が分泌するタンパク質分解酵素だ．前立腺がん患者の血中に高頻度に出現するため腫瘍マーカーとして利用されている．おもな目的はスクリーニングと発症後経過観察の手段．他のマーカーと同様，偽陽性の問題を忘れてはいけないが，血中濃度が右肩上がりに上昇し，カットオフ値（検査の陽性・陰性の境目の値）の100倍を越えたなどという場合にはまず間違いなしである．タンパク質分解酵素としての生理機能は残念ながらよくわかっていない．

C　インスリン関連薬（糖尿病治療薬）

1. 確認事項と基礎知識

　糖尿病は１型と２型に大別される．インスリンの絶対的不足状態が１型，相対的不足状態が２型である．インスリンの効き目が悪い，インスリンに対する感受性が低下（抵抗性が増大）している状態も２型である．

　治療方針は単純明快である．１型糖尿病に対してはインスリン注射が基本であるが，最近 SGLT2 阻害薬（ダパグリフロジンなど）も適応に加えられている．２型糖尿病は食事療法と運動療法で改善するが，食事と運動で治らないとき初めて薬物療法の対象になる．最初は経口薬の内服のみ．それでもだめなら内服薬とインスリンを併用する．最近インクレチン（通常 GLP-1 と略す）というホルモンが発見された．小腸から分泌され，インスリン分泌を促すと同時にグルカゴンの分泌を抑制する．分解酵素（通常 DPP-4 と略す）により速やかに分解されてしまうため，この酵素により分解されにくいインクレチン類似物質（GLP-1 アナログ），および酵素阻害薬（DPP-4 阻害薬）が開発された．

　第１章で紹介したようにリンゴの樹根から抽出されたフロリジン（の誘導体）が最も新しい糖尿病治療薬である．腎尿細管でのグルコース再吸収を抑制し，糖を体外に追い出してしまう（SGLT2 阻害薬）．SGLT は第１章で紹介したように，トランスポーター（の一種のキャリア）である．

2. 注射薬

1）インスリン療法の概要

　1型糖尿病はもちろん，2型糖尿病の場合でも，糖尿病性昏睡，重傷感染症，周術期，高カロリー輸液時，糖尿病合併妊婦にはインスリンを用いる．超速効型，速効型，中間型，混合型，持効型などいろいろなインスリン製剤があり，それぞれを単独または組み合わせて使用する．インスリンを静注あるいは点滴内に混入する場合は，速効型インスリンを選択する（表3-2）．

2）速効型インスリンと中間型インスリン

　速効型インスリンはR型インスリンと呼ばれる．Rはレギュラーの略．製品名が〇〇の場合，〇〇Rと表示する約束になっている．中間型インスリンの別名はN型インスリン．Nはニュートラルの略．製品名が〇〇の場合，〇〇Nと表示する約束．N注射後約1.5時間で効果が出現，12〜16時間後に効果が消滅する．速効型と中間型をさまざまな比率で混合して混合型インスリンをつくる場合，R20％とN80％ならR20，RとNが半々ならR50という具合に表示する約束である．

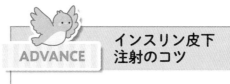

インスリン皮下注射のコツ

ADVANCE

　毎回同じ部位に注射すると皮下に硬結が生じ，インスリンの吸収が悪くなるので，前回より2〜3cm離して注射するように心がけるのが肝である．国家試験にも頻出している．

3）低血糖発作

　血糖値が50mg/dL以下になると低血糖症状が出る可能性が高くなる．おもな症状は，強い空腹感，頭痛，眼のかすみ，生あくび，ボーッとする，眠気，転倒など．重症例では意識レベルの低下や異常行動（失禁や失認など認知症と間違われることもある）がみられる．低血糖が起こった際にはすぐにブドウ糖製剤を注射するかそれに代わるもの（市販のジュース類）を摂取する必要がある．いくら甘くても，ブドウ糖や砂糖（単糖類）の入っていないジュース類は無意味なので注意する．

表3-2　インスリン製剤の種類とその作用の特徴

種　類	作用の特徴
超速効型	15分以内に効き始めるが，最大でも2時間しか効かない
速効型	30分程度で効き始め6時間程度は効く
中間型	持続化剤を添加しているため，速効型より効き始めが遅い
混合型	速効型と中間型をさまざまな比率で混合した製品
持効型	1〜2時間後からしか効き始めないが，24時間効く

3. 経口薬

　表3-3のように最近は新薬も含めて7群（従来薬5，新薬2）に区分けすることが多い．
　これまでの主流派はスルホニル尿素薬とαグルコシダーゼ阻害薬であったが，DPP-4阻害薬（プチン系）やSGLT2阻害薬（フロジン系）にとって代わられつつある．

表 3-3　おもな経口糖尿病治療薬

分　類	一般名	薬の特徴
スルホニル尿素薬	グリメピリド	β細胞に作用してインスリン分泌を促す
速効型インスリン分泌促進薬	ナテグリニド	
αグルコシダーゼ*阻害薬	ボグリボース	小腸でのグルコース吸収を遅延させ食後高血糖を防ぐ
ビグアナイド薬	メトホルミン	肝臓での糖新生を抑制
チアゾリジン誘導体	ピオグリタゾン	末梢組織でのグルコース取り込みを促進
DPP-4 阻害薬	シタグリプチン	インクレチン分解酵素 DPP-4 を阻害
SGLT2 阻害薬	ダパグリフロジン	尿細管でのグルコース再吸収を抑制

上5段が従来薬，下2段が新薬である．インクレチン類似物質（GLP-1 アナログ）は原則皮下注射なので，この表には含めていない．
*αグルコシダーゼは消化酵素マルターゼのことである．

1) 従来の薬

　第一選択はスルホニル尿素薬（またはビグアナイド薬），第二選択はチアゾリジン誘導体（またはαグルコシダーゼ阻害薬）である．αグルコシダーゼ阻害薬のボグリボースは作用が「マイルド」で，低血糖を起こすことがないため，軽症例に適応しやすいが，腹部膨満や放屁を訴える患者が多い．特記すべき注意点はビグアナイド薬による乳酸アシドーシス．肝臓や腎臓に基礎疾患のある患者，アルコール多飲者には禁忌である．

2) 新しい薬

ⓐ インクレチン関連薬

　DPP-4 阻害薬（p.21 参照）が臨床応用されている．2022 年10 月現在，承認されている薬は「プチン」という語尾を持つ．作用は血糖値依存性，つまり血糖値が高いとスイッチが入り，血糖値がある程度まで下がるとスイッチが切れるタイプなので，低血糖を起こしにくいことが特徴である．インクレチン類似物質（GLP-1 アナログ）もインクレチン関連の新薬だが，原則皮下注射である．リラグルチドのように「チド」という語尾を持つ．

ⓑ SGLT2 阻害薬

　腎尿細管でのグルコース再吸収を阻害する目的で開発された新薬である．この薬が阻害するのは第1章で解説したナトリウムグルコーストランスポーターsodium glucose transporter（SGLT），正確にはそのサブタイプ2（SGLT2）である．再吸収されなかったグルコースは尿中に排泄され，その結果，血糖値が改善される（図3-4）．代表薬はダパグリフロジン．尿糖，あるいは尿糖増加＝重症化というコンセプトとは逆に，薬が効けば効くほど尿糖が増加するしくみである．腎機能が正常なら効果が期待できる薬なので，腎機能が障害されている患者に投与する際には注意を要する．

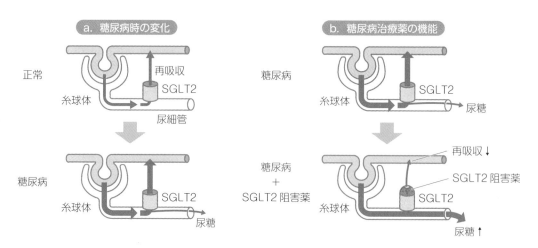

図 3-4　SGLT2 阻害薬の作用メカニズム

D 骨代謝関連薬

1. 確認事項と基礎知識

　ここでは骨代謝の異常により骨密度が減少する骨粗鬆症（こつ そ しょうしょう）の治療薬を取り扱う．この病気は女性ホルモンの分泌不足と関係が深く，閉経後の女性に好発する．骨がスカスカ＆ボロボロになるため脊椎（せきつい），大腿骨頸部（だいたいこつけい），橈骨遠位端（とうこつえん い たん）など日常生活基本動作に必要な部位が折れやすいのが特徴である．

　骨はコラーゲンに骨塩（カルシウムのリン酸塩）が沈着したものである．もし骨が鉄筋コンクリートの建物なら，コラーゲンが鉄筋で，骨塩がコンクリートに当たる．カルシウムの体内分布と代謝の最重要ポイントは次の通りである．

> **ポイント**
> ① 総量 1,000〜1,200 g.
> ② 99% が骨に存在する.
> ③ 血液中にも存在するが全体からみれば微量. 血中濃度は 10 mg/dL.

　1 日に 0.5 g のカルシウムが沈着し，同じ量が骨から溶出する．骨形成は骨芽細胞（こつ が さいぼう），骨吸収は破骨細胞（は こつさいぼう）が担当している．骨吸収と骨形成の繰り返しをリモデリング（再構築）と呼ぶ．骨代謝の直接的な調節因子はパラトルモン，カルシトニン，ビタミン D，ビタミン K などのホルモンだが，コラーゲン合成にビタミン C が必須なので，ビタミン C は間接的な調節因子である．なお，ステロイド薬は骨粗鬆症を促進することで有名であり，国試頻出である．

2. 骨粗鬆症治療薬

1) エストロゲン製剤とビスホスホネート製剤

エストロゲンには骨吸収抑制作用があるため，閉経後のホルモン補充療法に使用される．おもなデメリットは乳がんや子宮頸がんの罹患(りかん)リスクが高くなること．そのほか，性器出血や乳房緊満感が問題になることがある．ビスホスホネートは骨塩に結合し（骨が吸収されるときに）破骨細胞に取り込まれ，破骨細胞の細胞死を促進する．服薬注意点としては（食事中や食後に服用すると吸収されにくいので）食前服用が基本である．

2) 選択的エストロゲン受容体モジュレーター（SERM）

閉経後骨粗鬆症に対して選択的エストロゲン受容体モジュレーター selective estrogen receptor modulator（SERM）が承認されている．エストロゲン受容体を介して骨にはアゴニストとして作用し骨吸収を抑制，子宮・乳房にはアンタゴニストとして作用しエストロゲン系薬のデメリット（乳がんリスク）を回避できる．代表薬はラロキシフェン．

3) 活性型ビタミン D_3 製剤

ビタミン D はコレステロールから合成されるステロイドホルモンの一種である．血中カルシウム濃度の維持に必須で，肝・腎で水酸化され活性型ビタミン D_3 となる．主として十二指腸に作用し，能動輸送によるカルシウム吸収を促進し，骨量の減少を抑える．なお，腎不全患者ではビタミン D の 1α 位の水酸化が腎臓で行われない．そのため，活性型ビタミン D_3 製剤であるアルファカルシドールが投与されると，肝臓における 25 位の水酸化によって活性型ビタミン D_3 になる．

4) 副甲状腺ホルモン製剤

副甲状腺ホルモンのフラグメント製剤（受容体に作用する部分だけ模倣(もほう)してつくられた薬のこと）が選択可能である．ただし，選択できるのは注射薬のみ．メカニズムは複雑だが，骨のリモデリングを促し結果的に骨形成を促進する．

5) ビタミン K 製剤

ビタミン K は骨芽細胞に作用することで骨形成を促進．同時に骨吸収を抑制することで骨代謝のバランスを整える．代表的な骨形成促進薬はメナテトレノンである．

E　ビタミン・ミネラル

1. 確認事項と基礎知識

ビタミンは摂取しても身体の構成成分はおろかエネルギー源にすらならないが，細胞の代謝にとっては必要不可欠な存在である．なぜ必要不可欠なのか？という疑問はビタミンの大半が補酵素である点に注目すればナルホドと合点できる．ミネラル，特に必須微量元素と呼ばれる一群の金属元素についても同様で，人体内にある 3,000 種類以上の酵素の中には必須微量元素がないと正常に触媒できないものが多い．ビタミンは脂溶性と水溶性に大別される（**表 3-4，表 3-5**）．脂溶性ビタミンは細胞膜にしみ込みやすいが，水溶性ビタミンはしみ込みにくい．ビタミン欠乏症は国試頻出なので，しっかり押さえておきたい．必須微量元素（鉄・亜鉛・銅・モリブデン・セレン・クロム・マンガン・ニッケル・コバルト・スズ・バ

表 3-4　脂溶性ビタミン		
	生理作用など	欠乏症など
ビタミン A	視覚作用	夜盲症
ビタミン D	血中カルシウム濃度上昇作用	くる病，骨軟化症
ビタミン E	抗酸化作用	欠乏症はまれ
ビタミン K	血液凝固因子の産生，骨形成促進	新生児ビタミン K欠乏症

表 3-5　水溶性ビタミン		
	生理作用など	欠乏症など
ビタミン B$_1$	補酵素	脚気
ビタミン B$_2$	補酵素	皮膚炎，口内炎，舌炎
ナイアシン	補酵素	皮膚炎，下痢，認知症
パントテン酸	補酵素	欠乏症はまれ
ビタミン B$_6$	補酵素	欠乏症はまれ
ビタミン B$_{12}$	補酵素	貧血
葉酸	補酵素	貧血
ビタミン C	抗酸化作用，コラーゲンの生成	壊血病

ウェルニッケ脳症については，「過去に 1 回だけ出題されたことがある」程度に覚えていれば十分

ナジウム・ケイ素・ヒ素・フッ素・ヨウ素）のうち，薬という観点から注目すべきは鉄（鉄欠乏症＝貧血）と亜鉛（亜鉛欠乏症）である．

2. ビタミン

1) ビタミン A，D，E

　ビタミン A は，網膜細胞中で光感受性物質ロドプシンに変化して視覚作用を示す．欠乏症は多彩だが，最も有名なのは夜盲症で，看護師国家試験では頻出である．ビタミン D（エルゴカルシフェロール）は，抗くる病因子として発見された物質で，肝臓と腎臓のはたらきにより活性型ビタミン D$_3$ に変化して骨量を増加させる．ビタミン D は食物から摂取する以外に日光（紫外線）を浴びると皮膚の中に形成される．ビタミン E（トコフェノール）は，抗酸化作用を示し，医薬品，食品，食品添加物（酸化防止剤）など広く利用されている．身近な存在としては市販目薬の成分だろう．

2) ビタミン K

　血液を凝固させるには多数の因子が必要だが，そのうち少なくとも 4 つは肝臓で合成されてはじめて活躍することができる．ビタミン K はこの生合成の過程で補酵素として作用する．ビタミン K 拮抗薬ワルファリンは血液凝固因子合成を阻害する．したがって，血栓形成を防止する目的で処方される．ワルファリンを内服しているときはビタミン K に富む食品（納豆，クロレラなど）は禁忌である．ワルファリンの副作用は出血傾向である．出血を伴う手術の少なくとも数日前からワルファリンを休薬しなければならない．休薬に時間的余裕がないとき（たとえば交通事故など）はビタミン K 注射薬を選択する．このような機能があることから，ビタミン K 製剤は止血薬に分類される．また，最近ビタミン K と骨粗鬆症との関係が注目されるようになった．代表的な骨形成促進薬はメナテトレノンである．

例題 （看護師国家試験第 105 回午後問題 25）

母乳栄養で不足しやすいのはどれか.
1) ビタミン A
4) ビタミン E
2) ビタミン B
5) ビタミン K
3) ビタミン C

解 説

　一般的に，母乳にはビタミン K があまり含まれていない．ビタミン K が不足すると出血傾向（病名は新生児・乳児ビタミン K 欠乏性出血症）が出現する．これを予防するため，日本では，生後 1 ヵ月までに 3 回ビタミン K 入りのシロップを与えることが推奨されている.

正解　5

例題 （看護師国家試験第 96 回午後問題 16）

ワルファリンとビタミン K との関係はどれか.
1) 相加作用　2) 相乗作用　3) 拮抗作用　4) 有害作用

解 説

　先ほど説明したワルファリンに関する定番中の定番問題．おもな血液凝固因子は約 10 種類あるが，そのうち少なくとも 4 つは肝臓でつくられるときにビタミン K を必要とする．ワルファリンはビタミン K のはたらきを阻害することで血液凝固を抑制する．このような作用形式を「拮抗」と呼ぶ．したがって正解は 3.

正解　3

3）ビタミン B₁（チアミン）

　各種酵素の補酵素として作用する．ビタミン B₁ を補酵素とする代表的な酵素はピルビン酸脱水素酵素である．ビタミン B₁ が不足するとピルビン酸からアセチル CoA がつくられなくなる．つまり，クエン酸回路がストップし，いろいろな不都合が生じる．細胞レベルでは嫌気的解糖が進行して乳酸産生が増加し，血液中に多量の乳酸が放出される．この状態が乳酸アシドーシス（血液中の乳酸濃度 > 5mEq/L）である．臓器レベルでは大量にエネルギーを消費する心臓の機能障害が起こる.

　脚気はビタミン B₁ 欠乏症である．19 世紀後半の欧米では脚気は東南アジアの風土病だと考えられていた．当時の欧米には患者がいなかったことによる．初発症状は多彩（手足のしびれ，動悸，足のむくみ，食欲不振など）だが，進行すると歩行困難になり，最後には心不全になる．脚気以外の欠乏症としてウェルニッケ脳症（おもな症状は眼球運動障害，運動失調，作話で，アルコール依存症に伴っていることが多い）が出題されたことがある（第 101 回午前問題 30）．しかし，まずは脚気が大事．ちなみに，脚気の症状の一部としてアシドーシスが問われたことがある.

ビタミン B₁ の欠乏で生じるのはどれか.

1） 夜盲症
2） 壊血病
3） くる病
4） 脚気

解　説

ビタミン B₁ 欠乏に関する典型的な問題である. 本文を学習した後では容易に正解できるはず. 正解は
4 の脚気. 夜盲症はビタミン A 欠乏, 壊血病はビタミン C 欠乏, くる病はビタミン D 欠乏により生じる.

正解　4

4） ビタミン B₂（リボフラビン）

補酵素（FMN, FAD）として作用する. FAD を補酵素とする代表的な酵素がコハク酸脱水素酵素で,
クエン酸回路でコハク酸からフマル酸への反応を担当する.

5） ビタミン B₃（ナイアシン）

おもな生理作用は NAD^+, NADH, $NADP^+$, NADPH として, 酸化還元反応の補酵素として機能す
ること. 反応例としては, 乳酸からピルビン酸への反応などが挙げられる. はたらく酵素は乳酸脱水素酵
素 lactate dehydrogenase である. この反応の生理的意義は, 乳酸から（ピルビン酸を経て）アセチ
ル CoA がつくられること, つまりクエン酸回路の玄関口に相当する反応だということ. ナイアシン（ビ
タミン B₃）欠乏時には, 当然, 乳酸からピルビン酸への反応がストップすることが予想される.

6） ビタミン B₅（パントテン酸）

パントテン酸はパントイン酸とアラニン（β アラニン）が結合した物質. CoA の構成要素になり, 補
酵素として作用する. パントテン酸製剤は腸管運動改善薬として腸管麻痺の治療に使用される.

7） ビタミン B₆

ビタミン B₆ はピリドキシン, ピリドキサール, ピリドキサミンの総称. 多種多様な化学反応の補酵素
としてはたらく. 脳細胞の興奮性を鎮めるはたらきをする γ アミノ酪酸（GABA）の合成に関与する. 酵
素 GOT や GPT が関与する反応の補酵素としても重要である. グルタミン酸は脱水素酵素の働きにより
酸化（正確には酸化的脱アミノ化）され α ケトグルタル酸に変化するが, その際に生成されるのがアンモ
ニアである. この反応の補酵素が NAD^+. したがって, ナイアシンと B₆ はアンモニアの生成に大きな役
割を果たしている.

8） ビタミン B₁₂ と葉酸

このビタミンや葉酸の欠乏により生じる貧血を悪性貧血と呼ぶ. ほとんどは（胃切除後の胃内因子欠乏
による）腸管でのビタミン B₁₂ 吸収障害が原因である. 関節リウマチのために葉酸阻害薬を処方されてい
る患者には葉酸欠乏性の悪性貧血が出現する.

1) 亜　鉛

　体内では常に細胞の新陳代謝が行われている．新しい細胞は細胞分裂とタンパク質の合成によってつくられるが，その際に動員される酵素の多くは亜鉛を必要とし，約 300 ほどの酵素反応に関与している．亜鉛が欠乏したときに出現しやすい代謝異常とその症状は，味細胞の新陳代謝障害（味覚障害），毛髪の新陳代謝障害（脱毛），皮膚コラーゲンの分解障害（皮膚病），肉芽形成障害（創傷治癒の遅延）など．母乳中の亜鉛が不足すると乳児が亜鉛欠乏症（皮膚びらん，脱毛，発育不全，知的障害など）に見舞われる．粉ミルクには亜鉛の添加が認可されている．点滴治療が長期化するときは必ず必須微量元素強化型液を選択する．2022 年 10 月現在，中心静脈栄養（TPN）については亜鉛入りの製剤がほとんどで，鉄，銅，マンガン，ヨウ素まで入っているものもある．末梢静脈栄養（PPN）については亜鉛入りの製剤もあるが，その他の元素はまだ入っていない．

2) その他の微量元素

　表 3-6 は鉄，亜鉛，銅，マンガン，ヨウ素の生理作用と欠乏症一覧である．亜鉛の項で述べたように，最近の中心静脈栄養（TPN）に使用する製剤はこれら 5 つの元素まで入っているものもある．鉄に関しての詳細は鉄欠乏性貧血の項に譲る．ちなみに，血液中のミネラル濃度の補正には「当量計算」が必要になるので，比較的有名な例題を体験しておこう．

表 3-6　微量元素の生理作用と欠乏症

元　素	生理作用	欠乏症
鉄（Fe）	ヘモグロビン合成	貧血
亜鉛（Zn）	タンパク代謝	味覚障害，脱毛，皮膚障害，創傷治癒遅延
銅（Cu）	ヘモグロビン合成	貧血
マンガン（Mn）	脂肪酸代謝	成長遅延
ヨウ素（I）	甲状腺ホルモン合成	甲状腺腫

例　題

　8.4%炭酸水素ナトリウム注射液（メイロン®静注）1 mL 中に含まれている炭酸水素ナトリウム（別名重曹）の当量はいくらか．

解　説

　8.4%メイロン®静注 1,000 mL 中に含まれている重曹の重さは 84 g．重曹の化学式は $NaHCO_3$ で分子量は 84.01．Na^+ も HCO_3^- も 1 価イオンなので，1 mol ＝ 1 当量．8.4%メイロン®静注 1,000 mL 中には 1 当量（＝ 84 g）の重曹が溶けている．したがって，8.4%メイロン®静注 1 mL 中には 1 mEq の重曹が含まれている．8.4%とは「中途半端な」値だが，計算結果からもわかるように，1 mL の注射で 1 mEq

投与できるように，わざわざ調整したわけだ．メイロン®静注には 7%溶液もある．7%なので数値は「スッキリ」しているが，1 mL の注射で投与できるミリ当量は（暗記してしまわない限り）改めて計算しなければならない．

正解　1 mEq

3) ナトリウム，カリウムなど

ナトリウムやカリウムについては第 6 章の輸液（補液）の項（p.131）に譲る．

F 抗がん薬

1. 確認事項と基礎知識

悪性腫瘍の特徴は異常増殖，浸潤，転移の 3 つである．異常増殖とは自分自身が勝手気ままに際限なく増殖してしまうこと．現在臨床応用されている抗がん薬の作用機序は増殖抑制のみ．つまり，浸潤や転移を阻害する薬はまだ研究段階である．がん細胞の増殖を抑制する機序はいろいろだが，機械のパーツの一部を「不良品」にして機械全体を故障させるように，DNA の塩基を「不良品」にして DNA 合成をストップさせるという機序は比較的わかりやすい．代表的な薬はプリン類似のメルカプトプリン，ピリミジン類似のシタラビン．もう 1 つの理解しやすい作用機序としては，細胞分裂に関係する微小管の阻害がある．代表的な薬はビンクリスチンやビンブラスチン．ヒトのがん細胞と正常細胞との間には何らかの差があるはずだが，その差は，ヒトの細胞と細菌など原核生物の細胞との間の差より小さい．従来から使われてきた抗がん薬（従来薬）でがん細胞だけを選択的に消滅させるものは今のところない．したがって，正常細胞も必ず一緒に障害される．これが従来薬のおもな副作用である．骨髄細胞，消化管上皮細胞，毛根細胞，生殖細胞など新陳代謝が盛んな細胞ほど障害されやすい．これに対し，がん細胞だけを選択的に消滅させる目的で開発された新薬が注目されている．

2. 従来からの抗がん薬

抗がん薬は薬理作用，つまりがん細胞増殖抑制作用に基づいて 3 大グループに分けられる．
①細胞中の DNA を標的として細胞を障害するもの．
②細胞内にある微小管に作用して細胞を障害するもの．
③がん細胞の増殖に関与する特定の分子に作用して細胞増殖を抑制するもの．
上記 ①と②は従来からの薬で，細胞を殺してしまうという意味で殺細胞性抗がん薬とも呼ばれる（**表3-7**）．③は最近の薬で，第 1 章で解説した分子標的薬に相当する．

表 3-7　従来からの抗がん薬

分　類	阻害点	一般名	副作用など
アルキル化薬	DNA の転写	シクロホスファミド	出血性膀胱炎
白金化合物	DNA の転写	シスプラチン，オキサリプラチン	悪心・嘔吐，食欲不振，腎障害（シスプラチンのみ）
代謝拮抗薬	葉酸代謝	メトトレキサート	骨髄抑制
	プリン代謝	メルカプトプリン	骨髄抑制
	ピリミジン代謝	シタラビン，フルオロウラシル	骨髄抑制
トポイソメラーゼ阻害薬	DNA の合成	ドキソルビシン，イリノテカン	心筋障害
抗がん性抗生物質	DNA の合成	ブレオマイシン	肺線維症
微小管阻害薬	細胞分裂	ビンクリスチン，ドキソルビシン	末梢神経障害，骨髄抑制

3. 新しい抗がん薬

　分子標的薬とは標的分子を定めた上で開発される薬である（p.21 参照）．新たに開発される抗がん薬の大半を分子標的薬が占めるようになった．特に注目されているのは，PD-1，PD-L1，CTLA-4 などを標的とし，免疫細胞を活性化することで，抗がん効果を得る「免疫チェックポイント阻害薬」である（p.72，ADVANCE「がん細胞の特徴と薬」参照）．大半がモノクローナル抗体であるため，抗体薬と呼ばれる（表 3-8）．おもな投与方法は注射．一方，がん細胞の免疫応答に関わるチロシンキナーゼを直接阻害する薬も多数開発されている（表 3-9）．抗体薬に比較すると構造式が明確で分子量が小さい，内服可能などの特徴がある．ただし，内服薬の宿命として食事の影響を受けやすいという欠点がある．

表 3-8　おもな抗体薬

標的分子	一般名	おもな適応症
PD-1	ニボルマブ	悪性黒色腫，肺がん
CTLA-4	イピリムマブ	悪性黒色腫
CD20	リツキシマブ	リンパ腫
HER2	トラスツズマブ	乳がん

○○マブという名前が多い

表 3-9　おもな小分子薬

機　序	一般名	おもな適応症
EGFR 阻害	ゲフィチニブ	肺がん
HER2 阻害	ラパチニブ	乳がん
BCR/ABL 阻害	イマチニブ	白血病

EGFR と HER2 は受容体チロシンキナーゼ，BCR/ABL は非受容体チロシンキナーゼである．
○○チニブという名前が多い

4. 多剤併用療法（ABVD 療法，CHOP 療法）

　ABVD 療法はホジキンリンパ腫に対する標準治療である．4 種類の抗がん薬（ドキソルビシン，ブレオマイシン，ビンブラスチン，ダカルバジン）を併用する．CHOP 療法は悪性リンパ腫に対する抗がん薬の併用療法で，シクロホスファミド，ドキソルビシン，ビンクリスチン，およびプレドニゾロンを併用する．このような従来薬併用に加えて最近は，分子標的薬＋ CHOP のような処方も多い．処方はレジメン regimen と呼ばれる．インターネット上でサンプルを一般公開している医療機関も多い．

がん細胞の特徴と薬

①抗がん薬に対する耐性

それぞれの抗がん薬には特異的な耐性もあるが，多くの抗がん薬に共通の耐性メカニズムがある．P糖タンパク質という能動輸送系のトランスポーターにより，細胞内に入った抗がん薬を細胞外に排泄する機構が備わっているからである．ナトリウムポンプなどと同じタイプであり，ATPをエネルギー源として稼働する一次性能動輸送である．

②がん細胞の免疫逃避に打ち勝つ新薬

生体には自己免疫抑制機構があり，自己と非自己（異物）を区別した上で，異物は攻撃するが自己は攻撃しない．ある種のがん細胞はこの機構を悪用することで，免疫系細胞からの攻撃を逃れている（がんの免疫逃避機構）．T細胞に対してがん細胞が「自分は異物ではないので攻撃するな」という身分証明書を提示している状況である．最近，がん細胞の悪知恵に打ち勝つような新薬が登場した．免疫チェックポイント阻害薬 immune checkpoint inhibitor（ICI）と呼ばれる．代表例は抗PD-1抗体薬ニボルマブ（表3-8）．T細胞に発現しているPD-1という免疫チェックポイント分子に対するモノクローナル抗体である．抗PD-1抗体がPD-1に結合すると，がん細胞が発現するPD-L1というリガンドがPD-1に結合できない，つまり「味方ですよ」という身分証明書が通用しなくなるというしくみである．つまり，PD-1は免疫のブレーキであり，抗PD-1抗体はこのブレーキを解除する薬であるともいえる．

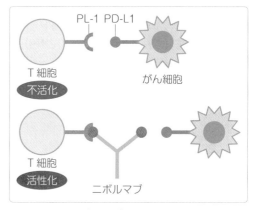

図　ニボルマブの作用のイメージ

G　脂質代謝関連薬（脂質異常症治療薬）

1．確認事項と基礎知識

本項では脂質異常症（旧名は高脂血症）の治療薬に焦点を当てる．脂質異常症の診断基準は，低密度リポタンパクコレステロール（通常LDL-Cと略）の高値，高密度リポタンパクコレステロール（通常HDL-Cと略）の低値，トリグリセリド（通常TGと略）の高値のどれかに当てはまることである．コレステロールはおもに肝臓で合成されるので，その合成を抑制することができればコレステロール値を下げることができる．食事に含まれているコレステロールは小腸で吸収されるので，その吸収を抑制してもコレステロール値を下げることができる．脂質は水に不溶なので，血液中ではLDLなどの構成成分として

存在する．コレステロールを必要としている末梢組織にコレステロールを届けるのが LDL の役目だが，それには末梢組織の LDL 受容体が必要不可欠である．この受容体が正常でないと血液中に LDL が溢れかえることになる．家族性高コレステロール血症（遺伝性の LDL 受容体遺伝子病）などはその好例である．一方，食事由来の TG，あるいは肝臓で合成された TG を多量に含んだリポタンパク質が，血液中を巡りながら，末梢組織に脂肪酸を届けるためには，末梢組織の酵素リパーゼが必要不可欠である．現在高TG 血症に対する第一選択であるフィブラート系薬には，この酵素活性を高め，TG 分解を促進する作用がある．

表 3-10　おもな脂質異常症治療薬

目　標	分　類	作用機序	一般名
LDL-C 値の改善	HMG-CoA 還元酵素阻害薬	コレステロール合成阻害	プラバスタチン
	陰イオン交換樹脂	コレステロール再吸収阻害	コレスチラミン
	プロブコール	コレステロール排出促進	プロブコール
TG 値の改善	フィブラート系薬	トリグリセリドの分解促進	フェノフィブラート
	ニコチン酸誘導体	トリグリセリドの合成抑制	トコフェロール
	多価不飽和脂肪酸	腸管でのトリグリセリド吸収抑制	イコサペント酸

2. LDL-C 値を改善する薬物

1）HMG-CoA 還元酵素阻害薬（スタチン系薬）

　コレステロールの生合成は主に肝臓で行われる．生合成の律速反応*は，ヒドロキシメチルグルタリル CoA（通常は HMG-CoA と略）の HMG-CoA 還元酵素による還元である．スタチン系薬は HMG-CoA 還元酵素を阻害することで，肝臓でのコレステロール生合成を抑制する．代表薬はプラバスタチン．

2）陰イオン交換樹脂

　体内で利用されなかったコレステロールは，胆汁酸となって胆管から十二指腸に排出される．コレステロールの一部は再吸収されるが，陰イオン樹脂は（胆汁酸と結合することで）この再吸収を阻害する．

3）プロブコール

　コレステロールが胆汁酸となって排泄されるのを促進する．

4）その他の薬物

　表 3-10 にはリストアップしていない新薬も開発されている．モノクローナル抗体薬エボオロクマブは LDL 受容体の分解を阻害することで LDL 代謝を促進（LDL-C 値を低下）させる．エゼチミブはコレステロールトランスポーター阻害薬で，小腸でのコレステロール吸収を阻害する．このトランスポーターは NPC1L1 と呼ばれているが，NPC の部分は遺伝性の神経難病ニーマン・ピック病 C 型（Niemann-Pick disease type-C）からの命名である．

---

*律速反応：複数起こっている反応のうち，一番遅い反応のこと．律速になる反応が完了しないと全体として反応が終わらないので，全体の反応時間は律速反応に左右される．

3．TG 値を改善する薬物

1）フィブラート系薬

フィブラート系薬はリポプロテインリパーゼ（通常は LPL と略）の活性を高め，トリグリセリドの加水分解を促進する．代表薬はフェノフィブラートとペマフィブラート．

2）ニコチン酸誘導体

肝臓に流入する遊離脂肪組織を減少させ，肝臓でのトリグリセリド合成を抑制する．

3）DHA/EPA 製剤（多価不飽和脂肪酸）

北極圏に暮らすイヌイットは非常に脂っこい食事をする割には心筋梗塞になりにくいことで有名である．その原因の 1 つが海産脂質（いわゆる魚油）の主成分イコサペント酸 ethyl icosapentate（EPA），あるいは EPA を原料にしてつくられるドコサヘキサエン酸 docosahexaenoic acid（DHA）の摂取によるものであると考えられている．DHA/EPA 製剤は中性脂肪を減らす薬として単独，または併用で処方される．EPA には血小板凝集抑制作用もあり，抗血栓薬（抗血小板薬）としても処方される．

H 尿酸代謝関連薬

1．確認事項と基礎知識

本項ではいわゆる「痛風」の治療薬を取り上げる．学生時代には痛風 = 高尿酸血症と割り切っていただきたい．血中尿酸濃度が高くなりすぎると組織中に漏れ出た尿酸が結晶化することがある．好発部位は関節腔内など．これを外敵と見なした白血球による攻撃で炎症反応が起こる．これが痛風発作であり，激しい痛みを伴うのが普通である．ヒトは尿酸を分解する酵素をもっていないため，ヒト尿酸代謝の最終産物は尿酸になる．尿酸代謝の律速反応を触媒する酵素はキサンチンオキシダーゼ．キサンチンオキシダーゼのはたらきを阻害すると尿酸合成がストップする．

2．痛風治療薬

1）尿酸合成阻害薬（アロプリノール）

アロプリノールはヒポキサンチンの異性体．ヒポキサンチンは酵素キサンチンオキシダーゼの基質．アロプリノールは酵素キサンチンオキシダーゼをヒポキサンチンと「奪い合う」ことになり，結果的に阻害薬として作用する．

2）尿酸排泄促進薬（プロベネシド）

尿酸は 67％が尿中，33％が便中に排泄される．プロベネシドは尿酸の尿細管での分泌と再吸収を抑制するが，再吸収抑制作用の方が分泌抑制作用より強いため正味では尿酸の分泌量が増える．つまり尿酸が排泄されることになり血中尿酸濃度が下がる．

3）コルヒチン

コルヒチンは植物（ユリ科イヌサフラン）に含まれるアルカロイド（窒素を含む植物由来の有機化合物，塩基性で生理活性が強い物質の総称）．尿酸代謝には無関係のため，痛風発作が起こっていないときに服

用しても消炎鎮痛効果は得られない．痛風発作時に有効でメカニズムは白血球活動抑制である．血中の尿酸濃度が上がり，組織中に尿酸の結晶が析出すると，それを外敵とみなした白血球が集まってくる．コルヒチンはそれを阻害する．コルヒチンには微小管などの細胞骨格を破壊して細胞分裂をストップさせる作用もある．過剰投与による骨髄機能抑制などを覚悟して処方する薬の一種である．

章 末 問 題

---

① 甲状腺機能検査を受ける患者の検査食はどれか.

（第 101 回 午前 18）

1) ヨード制限食
2) 蛋白制限食
3) 脂肪制限食
4) 低残渣食

---

② 味覚障害の原因となるのはどれか.

（第 103 回 午前 31）

1) 亜鉛欠乏
2) リン欠乏
3) カリウム欠乏
4) マグネシウム欠乏

---

③ 水溶性ビタミンはどれか.

（第 102 回 午後 72）

1) ビタミン A
2) ビタミン C
3) ビタミン D
4) ビタミン E
5) ビタミン K

---

④ 手術後にビタミン B_{12} 欠乏症が生じるのはどれか.

（第 92 回 午前 21）

1) 胃全摘手術
2) 脾臓全摘手術
3) 胆嚢摘出術
4) 肝臓部分切除術

（カッコ内は看護師国家試験の出題回と問題番号）

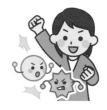

第4章

抗炎症薬，化学療法薬，消毒薬

はじめに

第4章のメインテーマは抗炎症薬，化学療法薬，および消毒薬である．抗炎症薬の部では薬としてのステロイドホルモン，非ステロイド性抗炎症薬，および抗リウマチ薬．化学療法薬の部では抗菌薬，抗ウイルス薬，抗真菌薬．消毒薬の部ではインフルエンザやウイルス性腸炎などの院内感染症対策に必要不可欠の内容を網羅している．

A 抗炎症薬（ステロイド薬）

1. 確認事項と基礎知識

ステロイドはステロイド基本骨格を持つ化合物の総称である（図4-1）．最も代表的なステロイドはコレステロールであり，副腎皮質ホルモンである糖質コルチコイドや鉱質コルチコイドもコレステロールを原料にして生合成される．副腎皮質ホルモンを化学的に合成した薬物をステロイド薬と総称する．非常に高い抗炎症作用と免疫抑制作用があり，さまざまな病態に対して処方されるため，メリットもデメリットも大きい．なお，ステロイドの受容体は細胞内にある（p.14参照）．

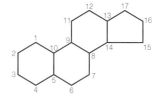

図4-1 ステロイド基本骨格

2. ステロイド薬の作用

非常に種類が多いので代表的な6薬を選抜してそれらの作用（抗炎症作用と電解質代謝作用）を比較した（表4-1）．表中の数値は，ヒドロコルチゾンの作用強度を基準にした相対的な作用強度を示す．電解質代謝作用，つまり鉱質コルチコイドとしての作用を示さないメチルプレドニゾロン，デキサメタゾン，ベタメタゾンは純粋な抗炎症薬だといえる．剤形は錠剤，散剤（ドライパウダーも含む），シロップ，注射用製剤（水溶製剤，懸濁製剤，ターゲット製剤），軟膏，クリーム，

表4-1 おもなステロイド薬の作用比較表
（ヒドロコルチゾンとの比較）

一般名	抗炎症作用	電解質代謝作用
ヒドロコルチゾン	1	1
プレドニゾロン	4	0.8
メチルプレドニゾロン	5	0
デキサメタゾン	25	0
ベタメタゾン	25	0
フルドロコルチゾン	10	125

ローション，吸入，点眼，貼用，坐剤など多彩である．

3. ステロイド薬の適応疾患と副作用

表 4-2 に示すように多彩な疾患に適応される．ショック時や喘息発作時，気管支喘息の長期管理，あるいは全身性エリテマトーデスのような膠原病ではステロイドが必要不可欠である．一方，関節リウマチの薬物治療では免疫抑制薬メトトレキサートに主役の座を奪われてしまった．ステロイドを併用しても構わないが，あくまで低用量で短期間のみという制限つきである．やはり副作用（表 4-3）の問題が大きい．

表 4-2 ステロイド薬の適応

疾　患	使用方法
ショック	ヒドロコルチゾンの静注，または点滴静注
喘息発作	
各種関節炎	ステロイド懸濁液の関節腔内注射
関節リウマチ	プレドニゾロンの内服（5～20 mg/ 日）
重症の膠原病	プレドニゾロンの内服（30～60 mg/ 日）
白血病	
気管支喘息	長期管理用の第一選択はステロイド吸入薬
潰瘍性大腸炎	プレドニゾロンの内服（10～30 mg/ 日）
ネフローゼ	
皮膚疾患	ステロイド配合軟膏の塗布

表 4-3 ステロイド薬の副作用

重症度	副作用
軽　症	中心性肥満，満月様顔貌（ムーンフェイス）
	多毛，顔面紅潮，月経異常
	緑内障
重　症	骨粗鬆症（骨吸収抑制薬ビスホスホネートとの併用が望ましい）
	動脈硬化
	副腎不全
	糖尿病誘発
	消化性潰瘍（NSAIDs との併用注意）
	精神症状（ステロイド精神病）
	易感染性（日和見感染に注意）

ADVANCE

類天疱瘡（るいてんぽうそう）　bullus pemphigoid とその治療薬

　老年期に好発するアレルギー性の病気である．アレルゲンが自分自身の皮膚なので，自己免疫性疾患の一種である．自己抗体と呼ばれる IgG や IgA が基底膜部（きていまくぶ）に付着して表皮と真皮の間を分離して水疱をつくる．初期は紅斑だが，進行すると比較的しっかりした水疱（緊満性水疱（きんまんせいすいほう））をつくる．水疱が潰れる（つぶ）と火傷（やけど）のような皮膚炎を呈する．激しい痒み（かゆ）を伴うこともしばしば．適切な治療を受けないと寛解と再発を繰り返す．

一般的な治療方針
・軽症例に対しては皮膚潰瘍治療用軟膏の塗布と抗ヒスタミン薬の内服で経過観察，または低用量ステロイド（プレドニゾロン，2～3 mg/ 日）の内服．
・重症例に対してはステロイド（プレドニゾロン，10～30 mg/ 日），抗菌薬（ミノサイクリン，100 mg/ 日），免疫抑制薬などの内服．

症例 皮膚病に対するステロイド療法

　リハビリ病院に入院中の 89 歳女性．原疾患は脳梗塞と心房細動．6 月下旬，四肢などに緊満性の水疱が出現（図1）．主治医は類天疱瘡を疑い，皮膚科専門医を紹介した．診断名は水疱性類天疱瘡．専門医の処方はプレドニゾロン（20 mg/ 日）の内服．約2ヵ月間で寛解＊が得られた（治療の経過は図2，3）．この間，プレドニゾロンは 30 mg/ 日まで増量し，その後 10 mg/ 日まで少しずつ減らした．併用薬はミノサイクリン（100 mg/ 日）の内服，およびステロイド配合軟膏と亜鉛華軟膏の外用．なお，この症例の原因抗原は基底膜 IgG だった．

＊寛解：症状が一時的に消えた状態を意味する専門用語．このまま治るかもしれないが再発するかもしれないという意味を含んでいるので，治癒や完治とは異なる．

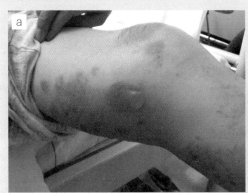
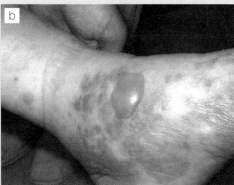

図1　発症時の左膝（a）と左踝の水疱（b）

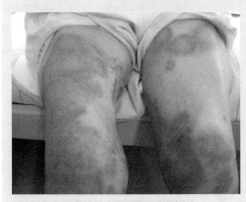

図2　1週間後の両膝

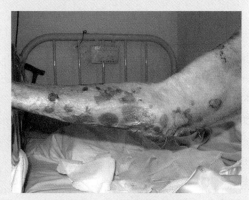

図3　1ヵ月後の右前腕

症例 脳脊髄炎（のうせきずいえん）に対するパルス療法

71歳男性．風邪（かぜ）が治ってホッとしていたら，しばらくして急に右足が動かせなくなった．脳卒中を疑われて搬送された救急救命センターでアレルギー性の脳脊髄炎（正式な病名は急性散在性脳脊髄炎）と診断され，パルス療法を受けた．具体的にはメチルプレドニゾロン1,000 mgを3日間連続点滴投与（1クール）．後療法（こうりょうほう）はプレドニゾロン30〜60 mgを内服．

B　抗炎症薬（非ステロイド性抗炎症薬〔NSAIDs〕）

1. 確認事項と基礎知識

非ステロイド性抗炎症薬はステロイド薬以外の抗炎症薬の総称である．英語表記では nonsteroidal anti-inflammatory drugs．本書では必要に応じて NSAIDs と略す（発音はエヌセイズ）．NSAIDs は鎮痛作用のほかに，抗炎症作用（消炎作用ともいう）と解熱作用をあわせもつため，すべての診療科で活躍する．

NSAIDs はシクロオキシゲナーゼ cyclooxygenase（COX）という酵素を抑制することにより，プロスタグランジン prostaglandin（PG）の合成を抑制する．COX には COX-1，COX-2 の2種類がある．COX-1 の発現は恒常的で，生理的刺激に応じて PG を合成し，生理機能（胃粘膜保護，血小板凝縮，腎機能維持など）を担う．COX-2 は炎症のときだけに発現し，PG 合成を通じて炎症反応を引き起こす（図4-2）．

現在処方されている NSAIDs のほとんどは酸性 NSAIDs に分類され，COX を阻害する力が強いのが特徴である．酸性 NSAIDs にはたくさんの種類があるので，大胆ではあるがサリチル酸類か非サリチル酸類かという視点から仕分けするとわかりやすい（表4-4）．ほとんどの NSAIDs は COX-1 と COX-2 を非選択的に阻害する．つまり，COX-2 阻害による炎症反応の抑制だけでなく，COX-1 阻害による PG の生理機能の抑制も生じる．それが副作用としての胃腸障害（潰瘍形成（かいようけいせい））になる．この点は特に重要で，国家試験にもよく出題される．アセトアミノフェンは NSAIDs には分類されない解熱鎮痛薬で，アスピリンと同じく100年以上の歴史をもつ．抗炎症作用が非常に弱いのが特徴で，非ピリン系のため小児科も含めすべての診療科で大活躍である．

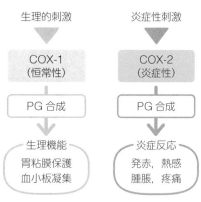

図4-2　COX-1 と COX-2

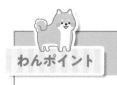

わんポイント　疼痛物質（とうつうぶっしつ）

疼痛物質ブラジキニンやヒスタミンや疼痛増強物質などが知覚神経末端を刺激する．疼痛増強物質とはプロスタグランジン（PG），特にプロスタグランジンE（PGE）を指す．神経細胞の興奮が，神経に沿って，末梢から脳まで伝えられて初めて痛いと感じる．

表 4-4　酸性非ステロイド性抗炎症薬

分　類	一般名	特　徴
サリチル酸系[*1]	アセチルサリチル酸（アスピリン）	低用量では血小板凝集抑制作用
	エテンザミド	代謝産物はサリチルアミド
非サリチル酸系	インドメタシン	アスピリンより強力
	ロキソプロフェン，アンピロキシカム	プロドラッグ[*2]
	イブプロフェン	OTC[*3] としても広く使われる標準薬

表には掲載していないが，関節リウマチに適応される唯一の NSAIDs 貼用薬はケトプロフェンテープ．
[*1] 非サリチル酸系としてリストアップした 4 薬は全体のごく一部である．
[*2] プロドラッグはそのままでは不活性な状態で投与されるが，生体内で代謝されると活性化され薬として効き始める医薬品．表中の 2 薬以外にもミドドリン（p.109 参照），レボドパ（p.47 参照），コデイン（p.49，114 参照）など多数ある．吸収性増大，目的の器官までの運びやすさ，副作用の軽減などのメリットもあるが，開発に時間と費用がかかるというデメリットもある．
[*3] OTC は一般用医薬品のことである（p.5，161 参照）．

2. アスピリン（アセチルサリチル酸）

　アスピリンは NSAIDs の基本薬といっても過言ではない．第 1 章で説明したように，体内で加水分解されたサリシンはサリチルアルコールになり，さらに酸化されてサリチル酸になる．このサリチル酸を無水酢酸と反応させるとアセチルサリチル酸が得られる（図 4-3）．COX 阻害は不可逆性（つまり一方通行）．アラキドン酸カスケード（p.23 参照）でアラキドン酸からプロスタグランジン H（PGH）への流れがストップするため，その下流にあるプロスタグランジン類（PGI，PGD，PGE，PGF など）とトロンボキサンチン A（TXA）の生合成がストップする．トロンボキサンチン A には血小板凝集作用があるため，アスピリンには抗血小板凝集作用があるということがわかる．

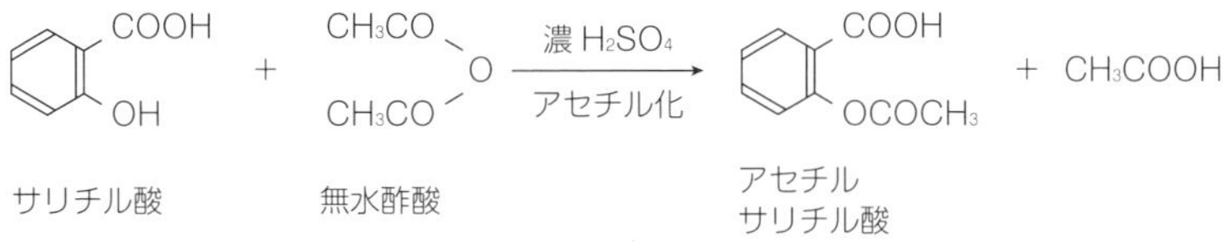

図 4-3　アセチルサリチル酸の合成

3. アセトアミノフェン

　アスピリンと同じく長い歴史をもつ薬である．実験室内では後述する消毒薬フェノール（p.92 参照）を原料にして化学合成することができる．解熱鎮痛作用はアスピリンと同等だが，消炎作用はアスピリンより弱い．解熱鎮痛作用のメカニズムはよくわかっていない．アスピリンと違い消化性潰瘍に対しても選択できる．総合感冒薬には解熱鎮痛薬としてアセトアミノフェンが配合されている．

発熱と解熱薬

体温は視床下部の体温調節中枢により調節されている．そして平熱や発熱に関する定義はないため体温には個人差がある．中枢には温ニューロンと冷ニューロンがあり，それぞれが温刺激と冷刺激に反応して興奮する．温ニューロンと冷ニューロンの興奮が釣り合う温度を，セットポイントという．外部環境の温度を感知するのは皮膚にある温受容器と冷受容器で，外部環境の温度がセットポイントを上回ると温ニューロンが興奮し，血管拡張，発汗が生じる．外部環境の温度がセットポイントを下回ると，冷ニューロンが興奮し，血管収縮と立毛（鳥肌）が生じる．ヒトに感染した細菌はいろいろな物質を分泌する．その中で体温を上昇させる物質が発熱物質で，これがプロスタグランジンを介して，体温調節中枢のセットポイントを上げてしまう．アスピリンやスルピリンなどの解熱薬はプロスタグランジンの合成を抑制することで上昇したセットポイントを元に戻し，解熱を促す．

C 抗炎症薬（抗リウマチ薬）

1. 確認事項と基礎知識

この項目では関節リウマチの治療薬について学ぶ．第1章で紹介したように，関節リウマチは膠原病の一種であり，慢性多発性関節炎（炎症の主座は関節滑膜）を特徴とする自己免疫疾患である．免疫系の細胞から分泌されたサイトカイン群が滑膜細胞を刺激することで滑膜が異常増殖し軟骨や骨を破壊する．当然，免疫抑制薬が第一選択される．免疫抑制薬は体内で過剰に起こっている免疫反応を抑える薬である．一般的に，即効性の抗炎症・抗免疫作用を持つステロイド薬を差し置いて，免疫抑制薬が主役になるケースは滅多にないが，関節リウマチでは（例外的に）免疫抑制薬が主役，ステロイド薬が脇役になる．ちなみに，治療目標は完治ではなく寛解，つまり関節破壊の進行抑制である．

2. 抗リウマチ薬（従来薬）

現在の標準治療薬はメトトレキサート（通常 MTX と略）である．葉酸代謝を阻害することで免疫担当細胞が増殖するために必要不可欠な DNA/RNA 合成をストップさせる．ただし，妊婦，授乳婦，過敏症，重症感染症，重症臓器不全，胸水，腹水のいずれかがある場合は MTX 禁忌となる．このような場合はサラゾスルファピリジン（通常は SASP と略）が投与される．従来から潰瘍性大腸炎に使われていた薬物で，欧州では MTX と並んで関節リウマチに対する標準薬である．そして，6ヵ月後評価で効果不十分（治療目標は寛解である）と判断された場合は，抗体薬など新薬（後述）の使用に踏み切る．副作用に関しては，頻度の差はあるが，どの抗リウマチ薬にも間質性肺炎の合併が報告されている．

関節リウマチで長期にわたりメトトレキサートを服用している患者の副作用（有害事象）で適切なのはどれか.

　1. 便秘　2. 不整脈　3. 聴力障害　4. 間質性肺炎

解　説

　メトトレキサートの代表的な副作用は，骨髄抑制，間質性肺炎，腎障害，肝障害である．したがって，選択肢 4 を選ぶのが正解である．消去法で考えれば，便秘といえば抗コリン薬，聴力障害といえばアミノグリコシド系抗菌薬（ストレプトマイシン，カナマイシン）なので，選択肢 2 か選択肢 4 の 2 択ということになる.

正解　4

3. 抗リウマチ薬（新薬）

　表 4-5 のような新薬がある．トファシチニブはヤヌスキナーゼ阻害薬，トシリズマブは抗 IL-6 受容体抗体，インフリキシマブとアダリムマブは抗 TNF α 抗体である．薬名語尾のチニブはチロシンキナーゼ阻害薬，マブはモノクローナル抗体薬を意味している（p.22 参照）.

4. その他の治療薬

　関節痛に対しては非ステロイド性鎮痛薬（ケトプロフェンテープなど）が処方される．症例によっては補助療法として，ステロイド薬やヒアルロン酸製剤の関節内注射が行われることもある.

表 4-5　抗リウマチ用の新薬

分　類	作用機序	一般名[*2]
ヤヌスキナーゼ阻害薬[*1]	サイトカイン産生抑制	トファシチニブ
抗 IL-6 受容体抗体	サイトカイン受容体遮断	トシリズマブ
抗 TNF α 抗体	サイトカイン機能阻害	インフリキシマブ，アダリムマブ

[*1] ヤヌスキナーゼは非受容体チロシンキナーゼである.
[*2] 生物学的製剤は「マブ」という語尾で終わるものが多い.

D　化学療法薬（抗菌薬）

1. 確認事項と基礎知識

　ペニシリンは世界で初めて発見された抗生物質である．イギリスの細菌学者フレミング博士がアオカビの分泌物がブドウ球菌の生育を阻止することに気づいたのが開発のきっかけだった．化学年表では 1928

年に発見されたことになっているが，実用化されたのは約 10 年後．ペニシリン G として使われるが，一般名はベンジルペニシリンである．ペニシリンはバクテリアの細胞壁成分ペプチドグリカンの結合を阻害する化学物質として入学試験にも出題される．抗菌薬はペニシリンに代表される抗生物質と化学合成された合成抗菌薬からなる．薬効は殺菌作用と静菌作用にわかれる．

2. 抗菌薬

表 4-6 は抗菌薬を作用機序，薬効，化学構造の違いから 6 種類に分類した一例である．β ラクタム系やグリコペプチド系の薬により細胞壁の合成を阻害された細菌は形態を保持することが不可能になるため崩壊し死滅する（殺菌）．マクロライド系の薬によりタンパク質合成を阻害された細菌は死滅しない代わりに増殖不可能になる（静菌）．

表 4-6　おもな抗菌薬

作用機序	薬　効	化学構造	代表的な薬
細胞壁合成阻害	殺菌	β ラクタム系	ペニシリン G，ユナシン®，パンスポリン®
		グリコペプチド系	バンコマイシン
タンパク質合成阻害	静菌	マクロライド系	エリスロマイシン
		テトラサイクリン系	テトラサイクリン
	殺菌*	アミノグリコシド系	ストレプトマイシン，カナマイシン
核酸合成障害	殺菌	ニューキノロン系	レボフロキサシン

*タンパク質合成阻害薬の中で例外的に殺菌効果を示す

抗菌薬を使用する際の注意点は副作用である．ペニシリンによるペニシリンショックなどのアレルギー反応，テトラサイクリンによる歯牙着色，ストレプトマイシンやカナマイシンによる内耳神経障害（難聴，平衡障害），ニューキノロン系による光線過敏，神経症状（めまい，しびれ）などの毒性，および長期投与による菌交代現象などがポイントになる．

ADVANCE

MRSA（methicillin-resistant *Staphylococcus aureus*）とは

抗菌薬メチシリンに耐性を獲得した黄色ブドウ球菌を MRSA（メチシリン耐性黄色ブドウ球菌）と総称する．ヒトの皮膚や粘膜で増殖はするが，健康人は病原性を発揮しない細菌群を常在菌と称する．MRSA もその内の 1 種．いわば人間と共生可能な細菌だ．MRSA の毒性は，普通の黄色ブドウ球菌と変わらない．健康人が保菌していても通常は問題ないが，手術を受けた後や，免疫力の低下したときに感染すると重症化するおそれがある．伝染病だと誤解している人も多いが，そうではない．ただし，MRSA が病原性を発揮した状態では隔離が必要になる．

ADVANCE　さまざまな抗菌薬

①βラクタマーゼ阻害薬

　ペニシリンが発見され実際に使われ始めると，その特徴的な構造（これをβラクタム環という）を破壊する酵素を誘導して，ペニシリンの攻撃から身を守り，生き延びようとする細菌が現れた．このアンチβラクタム環酵素をβラクタマーゼと総称する．たとえば，ペニシリン系に対するペニシリナーゼ，セファロスポリン系に対するセファリナーゼという具合である．これに対抗するため開発されたのがβラクタマーゼの作用を阻害するβラクタマーゼ阻害薬である．現在ではβラクタマーゼ阻害薬を配合したβラクタム系抗菌薬が多数開発されている．

②セファロスポリン系の世代薬

　セファロスポリン系抗菌薬はより強く，より幅広く効くことをめざして改良され続けた結果，現在までに非常に多くの製剤が開発された．これらのうち初期のものを第一世代，最近のものを第四世代，その中間を第二世代〜第三世代と呼ぶことが多い．厳密な区分は難しいが，一般に，世代が上になるほどグラム陰性菌に効きやすくなる傾向がある．

表　代表的なセファロスポリン系の世代薬

	注射薬	経口薬
第一世代	セファゾリン	セファレキシン
第二世代	セフォチアム	セフォチアム
第三世代	セフトリアキソン	セフカペン
第四世代	セフェピム	該当なし

3. 特殊な抗菌薬

1）サルファ薬

　1930年代に発見されたアゾ色素が原点の合成抗菌薬．冒頭で説明したように，厳密な意味では抗生物質ではない．作用機序は葉酸合成の阻害である．ヒトは葉酸をビタミンとして摂取し利用するが，細菌は自分自身で合成しているので，サルファ薬の選択毒性は低い．サラゾスルファピリジンは潰瘍性大腸炎の治療薬．褥瘡治療用の抗菌薬配合軟膏として重宝されている．

> **症例** 潰瘍性大腸炎に対するサラゾスルファピリジンの投与
> 　脳出血後の回復期リハビリ目的に医療圏の基幹病院からリハビリ病院に転院した76歳女性．転院時は経鼻チューブを使用した経管栄養中．1ヵ月後，水様便が出現．下痢は難治性で，2ヵ月後には水様性から血性に変化したため，紹介元に再入院．再入院時の内視鏡検査で潰瘍性大腸炎を疑われたが，日和見感染を繰り返し，確定診断までに約3ヵ月間を要した．診断確定後ただちにサラゾスルファピリジンの経管投与を開始（初回量1日8g）したところ，約1週間で症状は著しく軽減した．併用薬はステロイド坐剤．その後，投与量を1日3gまで漸減できた時点でリハビリ病院に再入院して機能回復訓練を再開した．

2) ST 合剤

ST 合剤とは，サルファ薬のスルファメトキサゾールとジヒドロ葉酸還元酵素阻害薬のトリメトプリムを 5 : 1 で配合した薬である．ともに細菌の葉酸合成の異なる段階に作用する（**図 4-4**）．副作用は葉酸欠乏性貧血など．

3) 抗結核薬

抗酸菌はマイコバクテリウム属に分類される桿菌（かんきん）の総称で，結核菌群，癩菌群（らい），および非結核性抗酸菌群に大別される．ヒト結核の原因となるヒト型結核菌は第一グループである．細胞壁の化学的性質が一般細菌のそれとは違うため，一般的な消毒薬や抗菌薬に対して高い抵抗性を示すことが知られている．結核菌が起こすおもな病気として肺結核が有名になりすぎたため，結核＝肺結核と誤解されがちだが，脊椎炎（脊椎カリエス）なども引き起こす．結核菌に対しては複数の薬物を組み合わせた併用療法が基本である（**表 4-7**）．おもな理由は耐性菌の回避．標準化された処方では**表 4-7** の 5 つのうちの 2 つ，または 3 つを併用する．投与方法はストレプトマイシンが筋肉注射，残りが経口投与で用いられる．

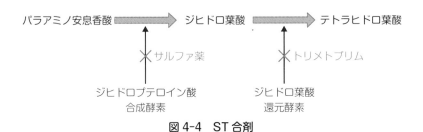

図 4-4　ST 合剤

表 4-7　おもな抗結核薬

一般名	作用機序	副作用や禁忌など
イソニアジド	細胞壁合成阻害	末梢神経炎，肝障害，発疹
ストレプトマイシン	タンパク質合成阻害	聴覚障害
リファンピシン	RNA 合成阻害	重篤な肝障害には禁忌
エタンブトール	核酸合成阻害	視神経炎，白内障，糖尿病には禁忌
ピラジナミド	菌増殖停止	肝障害，痛風発作，胃腸障害

4. 芽胞をつくる細菌に対する治療薬

ある種の細菌は，その細菌にとって都合の悪い環境下では芽胞を形成し増殖を停止する．増殖に最適な環境になるまで耐えるわけである．芽胞はさまざまな環境，たとえば 100℃ の加熱やエタノール消毒にも耐えることができる．

この項目はボツリヌス菌，破傷風菌，クロストリジオイデス・ディフィシル *Clostridioides difficile*（*C. difficile*）の感染症とその治療薬を取り扱う．これらの菌は偏性嫌気性のため，生息場所は土の中など酸素濃度が低い場所に限られる．酸素があると死滅すると思われがちだが，芽胞を形成して生き延びることができる．

1) ボツリヌス菌

ボツリヌス菌はハムやソーセージ，あるいは真空パック化された食品中で増殖し，ボツリヌス毒素を産生する．30年以上前の話だが，真空パックの辛子蓮根を原因とする死者10人以上の食中毒事件が起きた．ボツリヌス毒素はコリン作動性神経の神経終末に作用して伝達物質アセチルコリンの放出を不可逆性に阻害する．おもな中毒症状は骨格筋麻痺（四肢麻痺，呼吸筋麻痺）と副交感神経麻痺（複視，構音障害，排尿障害，発汗障害，口渇）である．

中毒になった場合の治療法は抗血清しかない．予防法は食前の加熱滅菌のみ．加熱滅菌の目安としては，毒素が100℃で2分間，芽胞が120℃で数分間，菌自体が100℃で数時間とされている．

第2章で紹介したように，ボツリヌス毒素は最近，筋の異常な緊張で起こる頸性斜頸や斜視などに対する治療薬として応用されている．投与方法は筋肉注射．毒素が骨格筋を麻痺させるという性質を利用する．重度の多汗症にも適応されており，これは毒素が副交感神経を麻痺させる性質を利用したものである．

2) 破傷風菌

破傷風菌は土壌中に生息する破傷風菌（の芽胞）が傷口から体内に侵入し，そこで増殖しながら毒素を産生することが原因で発病する．毒素は中枢神経系に作用してけいれんを引き起こす．初発症状は開口障害（口が開けにくい）と顔面のひきつり（専門用語は牙関緊急）が現れる．わが国では3種混合ワクチン（ジフテリア，百日咳，破傷風）が普及したため，発症者が少ない反面，発病後の死亡率が高いという特徴がある．毒素の中和には抗破傷風ヒト免疫グロブリンが使用される．破傷風菌に有効な抗菌薬はあるが，毒素には無効．

> **症例　破傷風に対する化学療法**
>
> 患者は30歳女性．ある日畑で木を踏んで左足底部を負傷．自分で消毒し，傷口をサランラップで密封した．3日後，創傷部から小枝のようなものが出てきた．7日後の夕方，口が開けにくい，肩が凝る，食べ物が喉を通りにくい，顔がこわばるなどの症状が出現．1日半経っても症状が改善しないため，近くのクリニックを受診したところ，破傷風を疑われ，医療圏基幹病院を紹介された．救急搬送された時点で左足負傷から約10日間経っていた．紹介先では破傷風第Ⅱ期と診断，ただちにペニシリン系抗菌薬と免疫グロブリンの静注を開始した．治療は暗所管理下，かつ人工呼吸管理下で行われた．

3) *C. difficile*

C. difficile は抗菌薬の「使い過ぎ」により，ほかの腸内細菌が死滅したときに増殖して毒素を出し，それにより腸炎（正式な病名は偽膜性大腸炎）を起こす．感染性褥瘡に対して各種抗菌薬を使い回したところ通常の下痢止めでは治まらない持続性下痢を起こし，調べてみたら *C. difficile* 陽性だったという症例もある．通常はグリコペプチド系抗菌薬バンコマイシンの出番だが，抗原虫薬メトロニダゾールが効くこともある．この薬は微生物のDNA二重鎖を切断して，その分裂増殖を抑制するので原虫トリコモナスだけでなくある種の細菌にも有効性があり偽膜性腸炎にも使用される．厚生労働省が平成20年（2008年）に発表したマニュアルでは中等症に対する第一選択はメトロニダゾール，メトロニダゾールが著効しないときにはじめてバンコマイシンを選択と記載されている．

1. 確認事項と基礎知識

ウイルスは単独では生命活動できないので，他の細胞（宿主）に感染することで子孫をつくり，その作業が終わり次第宿主を離脱する．この過程を宿主への侵入，宿主内での増殖，宿主からの出芽（発芽でも可）という．ウイルス粒子はウイルス遺伝子とそれを包み込んだタンパク質の殻からなっている．ということはそれらを両方とも複製しなければ出芽できないわけである．つまり，宿主に侵入したウイルス（正確にはウイルス遺伝子）は，宿内での遺伝子合成とタンパク質合成を並行して進めることになる．

2. 抗ウイルス薬

ウイルスが感染した生物（つまり，ヒト細胞）の中で増殖するという性質を利用して，細胞は殺さずウイルスの増殖だけを阻害するのが抗ウイルス薬の基本的な戦略である．たとえば，抗インフルエンザウイルス薬はヒトの上気道に感染するインフルエンザウイルスが（感染した細胞から離脱するために）酵素ノイラミニダーゼを使うことに注目し開発された．つまり，抗インフルエンザウイルス薬によりウイルスを感染細胞内に閉じ込め，他の細胞への感染を抑制するわけである．

ノイラミニダーゼ阻害薬以外の成功例はアシクロビルとそのプロドラッグのバラシクロビル，およびビダラビンであろう．ヘルペスウイルスの DNA ポリメラーゼを阻害し，DNA 複製を阻止する．単純ヘルペスウイルスと帯状疱疹ウイルスに有効である．同系列のガンシクロビルはサイトメガロウイルスによる日和見感染（腸炎，網膜炎，肺炎など）に使用されている．おもな抗ウイルス薬をまとめると表 4-8 のようになる．A 型インフルエンザ治療薬アマンタジンは（最近使用されなくなったので）除外した．

表 4-8　おもな抗ウイルス薬

分　類	薬　名	作用機序
抗インフルエンザウイルス薬	ザナミビル，オセルタミビル	ウイルスの出芽阻害
	バロキサビル	ウイルス RNA の安定化阻害
抗ヘルペスウイルス薬	アシクロビル，バラシクロビル，ビダラビンファムシクロビル，アメナメビル	DNA 合成阻害
抗サイトメガロウイルス薬	ガンシクロビル	DNA 合成阻害
抗 HBV 薬[1,2]（B 型肝炎治療薬）	エンテカビル	DNA 合成阻害
抗 HCV 薬[1]（C 型肝炎治療薬）	ソホスブビル，レジパスビル	RNA 合成阻害
抗 HIV 薬[1]	エフェビレンツ	DNA 合成阻害（逆転写阻害）
	テノホビル	DNA 合成阻害（逆転写阻害）

抗 HBV 薬や抗 HCV 薬は直接作用型抗ウイルス薬 direct acting antivirals（DAA）と呼ばれる．
[1] HBV は B 型肝炎ウイルス，HCV は C 型肝炎ウイルス，HIV はヒト免疫不全ウイルスのことである．
[2] 抗 HBV 薬はウイルス遺伝子の複製に必要な DNA ポリメラーゼを阻害し，ウイルスの増殖を抑える．一般に，遺伝情報をもつ DNA や RNA のことを核酸というが，本薬は核酸の構成成分に類似した構造などを有することから「アナログ＝類似の」という意味をもつ言葉を用いて核酸アナログ薬とも呼ばれる．

症例 **抗ヘルペスウイルス薬ビダラビンによる帯状疱疹の治療**

　帯状疱疹は水痘・帯状疱疹ウイルス varicella zoster virus（VZV）の感染症である．神経節に潜伏感染したウイルスが免疫力が低下すると再活性化し，帯状疱疹として回帰発症する．特定の神経領域に症状（水疱形成や激痛）が出現するのが特徴．症例では右肋間神経の走行に沿って症状が出た．治療薬はビダラビン，および○○シクロビルという名前がついた薬が主流だ．この症例には，ビダラビンを点滴投与した（図）．

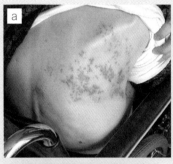
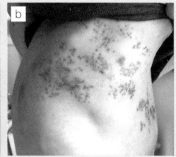
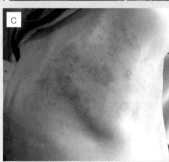

図　帯状疱疹の皮膚病変

a. 右肋間神経領域の帯状疱疹（発病 2 日目）に対して抗ヘルペスウイルス薬ビダラビン点滴静注開始．
b. ビダラビン点滴静注 3 日目（点滴投与は合計 5 日間で終了）．
c. ビダラビン点滴を終了してから 19 日間経過．

3. 肝炎ウイルスに対する治療薬

　肝炎は何らかの原因で肝臓に炎症が起こり，発熱，黄疸，全身倦怠感などをきたす疾患の総称である．わが国ではウイルス性肝炎が圧倒的多数を占める．現在 6 種類（A 型，B 型，C 型，D 型，E 型，F 型）に分類されているが，わが国で多いまたは薬があるという視点から，B 型と C 型に限定して話を進める．表 4-9 は B 型と C 型の特徴．A 型の特徴は比較対照としてまとめた．治療薬として，インターフェロン（通常は IFN と略）と抗ウイルス薬（表 4-8 参照）が選択できるが，後者の開発が目覚ましいため，IFN の出番が急速に減りつつある．

表 4-9　ウイルス性肝炎の特徴

	A 型	B 型	C 型
ウイルス名の略称	HAV	HBV	NCV
ウイルス核酸	RNA	DNA	RNA
感染経路	経口	血液	血液
劇症化	あり	まれ	なし
慢性肝炎	なし	あり	あり
肝細胞がん化	なし	あり	あり
抗ウイルス療法	しない	する	する
ワクチン	あり	あり	なし

4. 抗 HIV 薬

ヒト免疫不全ウイルス human immunodeficiency virus（HIV）は後天性免疫不全症候群 acquired immunodeficiency syndrome（AIDS）の病原体である.

真核細胞のタンパク質合成は，DNA ⇒ RNA ⇒ タンパク質の順に進む（セントラルドグマ）.これに対してウイルスの中には感染した宿主細胞の中で自分の RNA を基に DNA を合成し，その DNA を宿主の DNA 鎖にもぐり込ませることで，自分が必要とするタンパク質を合成し，ひいては種の保存をはかるものがいる.このようなウイルスの一つにレトロウイルスがいる.AIDS を起こす HIV もレトロウイルスである.RNA から DNA を合成する過程は，DNA から RNA をつくる転写過程の逆であるため逆転写と呼ばれる.つまり，レトロウイルスは逆転写に必要な逆転写酵素をもっているということ.以下に HIV 感染のおもな時系列をまとめた.ちなみに，HIV 感染の宿主は CD4 陽性 T リンパ球とマクロファージである.

HIV感染の流れ

① HIV が宿主細胞に侵入 ➡ 宿主細胞内にウイルス RNA と逆転写酵素が入る.
② ウイルス RNA を鋳型にして DNA を作成 ➡ このプロセスを逆転写という.
③ この DNA を鋳型にして相補的 DNA 鎖を作成 ➡ 1 本鎖 RNA が 2 本鎖 DNA に変換される.
④ この 2 本鎖 DNA が宿主細胞の 2 本鎖 DNA に組み込まれる ➡ これをプロウイルス化という.
⑤ プロウイルス化した DNA からウイルス再生に必要な部品（ウイルス RNA や mRNA など）がつくられる.
⑥ mRNA の情報に基づいてタンパク質を合成 ➡ その中にはウイルス再生に必要な部品やそれを加工するプロテアーゼ（HIV プロテアーゼ）が含まれる.
⑦ HIV プロテアーゼにより部品を加工.
⑧ 部品を使って新しい HIV を組み立てる.
⑨ 完成した HIV は宿主細胞から旅立つ ➡ これを発芽という.

現在使用されている抗 HIV 薬のおもな作用機序は，ウイルスの宿主細胞への侵入を阻害，逆転写酵素阻害，プロウイルス化阻害，HIV プロテアーゼ阻害などである.すでに多数が開発されているが，そのうち 2 薬のみ表 4-8 に記載した.

F 化学療法薬（抗真菌薬）

1. 確認事項と基礎知識

菌類（真菌）は一般にキノコ，カビ，酵母などと呼ばれる生物の総称である.ヒトと同じ真核生物，従属栄養生物である.植物と違い，葉緑体はもたない，つまり光合成はできない.また，ヒトと違い，体外の有機物を分解し細胞表面から栄養として吸収する.人間生活とは関係の深い生物だが，病原性病原体としても密接に関係する.病原体としての真菌は糸状菌と酵母菌に大別できる.糸状菌の代表が白癬菌とアスペルギルス，酵母菌の代表がカンジダとニューモシスチスである.

2. 真菌症の治療薬

　真菌症は皮膚表面にできる水虫（白癬菌）などの表在性真菌症と，内臓で感染症状が起こる深在性真菌症に大別される．どちらも常在菌による日和見感染の側面が強い．深在性真菌症は広域抗菌薬，ステロイド薬，抗がん薬，免疫抑制薬などの連日投与や，カテーテル留置の増加などが誘因となる．原因菌はカンジダ属とアスペルギルス属が多数を占める．抗がん薬や免疫抑制薬などを使用中のハイリスク症例には予防目的での薬物投与も許されている．抗真菌薬にはいろいろあるが，菌の細胞だけに損傷を与えて人体組織に害の少ない薬物は非常に限られている．真菌症は皮膚だけでなく内臓にも発症するので，投与方法は内服，注射，外用などがある．

1) 表在性真菌症の治療薬

　表在性真菌症には白癬（爪白癬，趾間白癬など），爪カンジダ症などがある．治療方針は局所療法，つまり軟膏塗布．第一選択はテルビナフィン配合軟膏（ただし，錠剤もあり）．おもな副作用は肝機能障害である．

2) 深在性真菌症の治療薬

　深在性真菌症は内臓に発症する真菌症である．代表例はアスペルギルス症，カンジダ症，クリプトコッカス症．これらに対しては表4-10にまとめたような薬が処方される．

表4-10　深在性真菌症の治療薬

一般名	作用機序	A	B	C	特記事項
アムホテリシンB	細胞膜穿孔	●	●	●	抗生物質の一つ
フルシトシン	核酸合成阻害	●	●	●	妊婦への投与は禁忌
イトラコナゾール	細胞膜合成阻害	●	●	●	
フルコナゾール	細胞膜合成阻害		●	●	骨髄移植時の真菌症予防に適応
ミコナゾール	細胞膜合成阻害	●	●	●	ゲル剤は口腔カンジダにも適応
ミカファンギン	細胞壁合成阻害	●	●		

●は適応あり，A：アスペルギルス症，B：カンジダ症，C：クリプトコッカス症

わんポイント　日和見感染

　日和見感染とは，普段は病気を起こさないような病原体が引き起こす感染症のことをいう．健康なヒトでは，以下の関係が成立しているので発病には至らない．

免疫力 ＞ 病原体の増殖力

　この力関係が逆転したときに発病リスクが高くなる．免疫力の低下しがちな高齢者，あるいは病気療養中で活動が制限されている高齢者，何らかの理由で免疫抑制薬を服薬中の患者は日和見感染のリスクが非常に高くなる．

表　おもな日和見感染

病原微生物	疾患
細菌	MRSA感染症，緑膿菌感染症，レジオネラ肺炎など
真菌	カンジダ症，クリプトコッカス症，ニューモシスチス肺炎（旧カリニ肺炎）など
ウイルス	帯状疱疹，単純疱疹，サイトメガロウイルス感染症など

消毒薬

1. 確認事項と基礎知識

消毒は人体に有害な物質を除去することである．つまり，有害物質が病原性微生物の場合は消毒＝滅菌となる．除去したい有害物質が人体に害を及ぼさない程度にまで減らすことを目標にする．抗菌薬の項で説明したように，消毒薬に最も抵抗性を示すのは細菌芽胞である．

2. 滅菌消毒の方法

滅菌消毒は物理的方法と化学的方法に大別される．

1）物理的方法（図 4-5）

高圧蒸気滅菌が最もポピュラーである．滅菌装置はオートクレーブ autoclave と呼ぶ．高温に耐えられない樹脂製品や水分を含む培地などの滅菌に適している．乾熱滅菌器も多用される．滅菌用オーブンを使用して，160℃で 2 時間，あるいは 180℃で 30 分間加熱滅菌する．高圧蒸気を使用しないため装置としてはオートクレーブよりシンプル．水分を含まない耐熱性医療器具（メス，ピンセット，ガラス製品など）の滅菌に適している．熱に弱い医療機材はエチレンオキサイドガスを使ってガス滅菌する．EOG 滅菌などと略される．

2）化学的方法

化学物質（消毒薬）を使用した滅菌消毒方法である．滅菌消毒する対象は手指，創傷部位，手術部位などの人体，手術機材などの医療用機材，病室や手術室など多岐にわたる．消毒薬は，それぞれに特有の抗微生物スペクトラムに基づいて，高水準，中水準，低水準の 3 グループに大別する（表 4-11）．

消毒薬に対する抵抗性を「＜印」を使って表すと，一般細菌・酵母様真菌＜糸状真菌＜＜結核菌・ウイルス＜＜＜細菌芽胞，となる．消毒薬への抵抗性が最も高い細菌芽胞（バシラス属，クロストリジウム属など）に対して中水準や低水準の消毒薬を使用してもまったく意味がない．

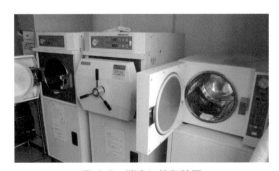

図 4-5　消毒に使う装置
オートクレーブ（左 2 台）と乾熱滅菌器（右端の 1 台）
（株式会社東邦製作所のもの）

表 4-11 消毒薬の抗微生物スペクトラム

	一般細菌	結核菌	真 菌	芽 胞	ウイルス	
					エンベロープあり*1	エンベロープなし*2
グルタラール	◎	◎	◎	◎	◎	◎
次亜塩素酸ナトリウム	◎	○	◎	○	◎	◎
ポビドンヨード	◎	◎	◎	△	◎	◎
消毒用アルコール	◎	◎	△	×	◎	△
フェノール	◎	◎	△	×	△	×
クロルヘキシジン	◎	×	△	×	△	×
ベンザルコニウム塩化物	◎	×	△	×	△	×
ベンゼトニウム塩化物	◎	×	△	×	△	×
両性界面活性剤	◎	○	△	×	△	×

◎有効，○高濃度にすると有効，△効果が不十分，×無効
*1 エンベロープをもった代表的なウイルスは HIV，HBV，HCV，インフルエンザウイルス.
*2 エンベロープをもたない代表的なウイルスはノロ，ポリオ.

3. 高水準消毒薬（グルタラール）

実用濃度（2～3%）で，すべての微生物に効果があり，耐性菌を生じさせない. 内視鏡やウイルス汚染の医療器材などを滅菌消毒することができる. 消毒後の内視鏡などに対しては滅菌水による十分な水洗いが必要である.

人体に対する影響が大きいため，取り扱う際はマスク，ゴーグル，エプロン，手袋を着用する必要がある. 蒸気を吸わないよう容器には蓋をする.

4. 中水準消毒薬

1）次亜塩素酸ナトリウム

実用濃度は 100～10,000 ppm（%との換算は 1% = 10,000 ppm）. すべての微生物に効果ありだが，結核菌には対しては 1,000 ppm 以上の高濃度が必要である. 芽胞にも有効だが，グルタラールのように大量の芽胞を滅菌消毒できない. ノロウイルスに対して使用できる. 使用濃度は 200～1,000 ppm.

HBV と HCV に対する有効濃度は 1,000 ppm. 非金属製医療機器や病室の消毒にも使用可能だが金属製の医療器具には適応不可である. 酸との混合で有毒な塩素ガスが発生するので要注意. 冷所保存する.

2）ポビドンヨード

最もポピュラーな生体消毒薬で，生体への刺激性が低く，副作用も少ない. 抗微生物スペクトラムも広い. クロストリジウムの芽胞には有効だが，バシラスの芽胞には無効.

原液（10%水溶液）が手術部位の皮膚や粘膜，創傷部位などの滅菌消毒に使用される. 速効性に欠けるため，滅菌消毒には少なくとも数分間待たなければならない. 63%エチルアルコール含有原液もあるが，粘膜や創部には使用できない. 原液を 15～30 倍希釈すると含嗽薬（うがい薬）として使用可能. ポビドンヨードという一般名よりイソジン®という商品名の方がはるかに有名. 副作用はヨウ素の過剰吸収に

よる甲状腺機能異常．ヨウ素は創傷部，熱傷部，口腔粘膜から吸収されやすいので注意する．

3）消毒用アルコール（エチルアルコール，イソプロピルアルコール）

　最もポピュラーな生体非生体消毒薬．抗微生物スペクトラムは広い．ただし，芽胞には無効．

　ノロウイルスに対してはアルコール類の効果は不十分．次亜塩素酸ナトリウムを使用する．

　使用されるのはエチルアルコール（アルコール濃度 76.9〜81.4%）とイソプロピルアルコール（アルコール濃度 70%）．日本薬局方エチルアルコールは酒税相当額が課税されている．節税のため，イソプロピルアルコールを添加した製品もある．注射や採血部位の皮膚消毒，体温計や聴診器などの消毒に最適．

　アルコール濃度をたとえば 100% 近くまで上げるのは逆効果．消毒力はガクンと下がる．アルコール消毒前に消毒部位を洗浄すると有効性がぐっとアップする．消毒綿球は毎日つくるのがコツ．最近の流行は他の消毒薬をアルコールで溶かしたアルコールジェルである．

4）フェノール（別名は石炭酸）

　筆者が子供の頃（1950 年代初頭から 1960 年代中頃まで）病院に行くと必ず消毒液クレゾール（正確にはクレゾール石鹸液）の臭いがした．そのクレゾールは構造的にはフェノールの誘導体である（図 4-6）．両者は今でも消毒薬として用いられるが，フェノール 2% 水溶液と酸化亜鉛とグリセリンを混合したフェノール亜鉛華リニメント（p.7 参照）は鎮痒薬として重宝されている．ちなみに，フェノールの 2% 水溶液は日本薬局方に収載された正式な医薬品である．フェノールは結核菌に有効なため，中水準消毒薬に分類されている（表 4-11）．

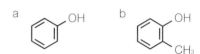

図 4-6　フェノールとクレゾール

a．フェノール　b．クレゾール
クレゾールは正確には o-クレゾールである．

---

5. 低水準消毒薬

1）クロルヘキシジン

　皮膚に残留して持続して抗菌作用を示すため手指，皮膚，手術野，粘膜など適応が広い．ただし，腟粘膜や口腔粘膜など粘膜の消毒は禁忌である．最近クロルヘキシジンをエタノールで希釈した速乾性手指消毒剤（液体タイプ，またはジェルタイプ）が普及している．クロルヘキシジンの濃度が 1%，アルコールの濃度が 80% 前後の製品が主流．エタノール蒸発後もクロルヘキシジンが殺菌持続効果を発揮する．クロルヘキシジンの代わりにベンザルコニウムを含有した製品もある．

2）ベンザルコニウム塩化物，ベンゼトニウム塩化物

　別名は逆性石けん．医療従事者の手指消毒用．ベンザルコニウムやベンゼトニウムを含有した OTC 医薬品が多数ある．

---

6. 消毒薬の濃度表示

　消毒薬の濃度は原則的にパーセント濃度で表示する（表 4-12）．しかし，パーセント濃度には 3 種類あるので注意が必要だ．ピーピーエム（ppm）表示を%表示に換算するときの換算率 10,000 ppm ＝ 1%はぜひマスターしよう．

パーセント濃度の用例

① 消毒用エチルアルコールの濃度は，正式には，76.9〜81.4v/v%.

② 70% イソプロピルアルコールの 70% は，正式には，70v/v%.

③ ベンザルコニウム 0.2%は，正式には，0.2w/v%.

④ アルキルジアミノエチルグリシン水溶液（0.2〜0.5%）の場合も正式には 0.2〜0.5w/v%.

表 4-12　パーセント濃度（溶液 100 に対する溶質の量）

重量 % 濃度 (単位：w/w%)	溶液 100 g 中の溶質のグラム数	一般的に低濃度用
重容 % 濃度 (単位：w/v%)	溶液 100 mL 中の溶質のグラム数	一般的に高濃度用
容量 % 濃度 (単位：v/v%)	溶液 100 mL 中の溶質の mL 数	アルコール

ADVANCE

寄生虫に効く抗生物質

　抗菌薬の項で学んだように，抗生物質とは微生物が産生し他の微生物を死に至らしめるような化学物質である．たとえば放線菌類のストレプトマイシン産生菌が産生するストレプトマイシン．放線菌の中には糸状虫などの線虫類やダニなどの節足動物類に対して致死的な作用を及ぼす抗生物質を産生するものもある．それがエバーメクチン産生菌である．2015 年ノーベル医学生理学賞に関するキーワードの一つがエバーメクチンであり，それを基に抗寄生虫薬イベルメクチンが開発されたという話題は記憶に新しい．

補　足

・エバーメクチン産生菌の学名は
　「*Streptomyces avermitilis*」．

・2015 年ノーベル医学生理学賞の受賞者は
　大村　智，William Campbell，屠 呦呦．

・前 2 氏の受賞理由は線虫の寄生によって引き起こされる感染症に対する新たな治療法に関する発見．

・屠氏の受賞理由はマラリアの治療に関する発見．

予防接種とワクチン

　予防接種の目的は細菌感染症やウイルス感染症に対する免疫の獲得．接種されるのは抗原であり，その抗原は生ワクチン，不活化ワクチン，トキソイドの3種類に分かれる．

　生ワクチンは（毒性が弱められたとはいえ）まだ生きている病原体．細菌やウイルスは接種されたヒト体内で増殖できる．つまり，自然感染に近い．効果が出現するのに多少時間がかかるが，液性免疫だけでなく細胞性免疫も獲得できるので，免疫効果が長続きする．BCGワクチン（単にBCGとも呼ばれる）は現在実用化されている唯一の抗結核用生ワクチン．Bは桿菌 bacillus，CとGは人名（BCGを開発したカルメット博士とゲラン博士）の頭文字に由来する．その桿菌とはヒトに対する毒性を失ってしまったウシ型結核菌．抗原性だけはあるので，これをヒトに感染させると，結核菌に対する免疫を獲得できるという仕組みだ．感染させる部位はヒトの皮膚．BCG以外のおもな生ワクチンはMR（Mは麻疹，Rは風疹）ワクチン．

　不活化ワクチンはすでに死んだ状態の病原体．細菌やウイルスは接種されたヒト体内で増殖できない．自然感染や生ワクチンに比べて獲得する免疫力が弱いため，複数回の接種が必要．代表例はインフルエンザワクチン．最近では遺伝子工学的に作成したワクチンもある（B型肝炎ウイルスワクチンなど）．ポリオ（急性灰白髄炎）に関しての注意点は2012年9月，生ワクチンから不活化ワクチンに変更されたこと．

　トキソイドは病原体の毒素を取り出して毒性を弱めたもの．不活化ワクチンの場合と同様，獲得する免疫力が弱いため複数回の接種が必要．代表例は四種混合DPT-IPV（Dはジフテリア，Pは百日咳，Tは破傷風，IPVはIが不活化，Pがポリオ，Vがワクチン）．

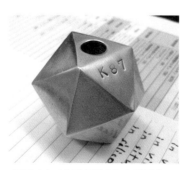

アデノウイルスの形をした鉛筆立て

章 末 問 題

① 長期間の使用によって満月様顔貌（ムーンフェイス）になるのはどれか.

（第 102 回 午後 24）

1) ヘパリン
2) インスリン
3) テオフィリン
4) プレドニゾロン
5) インドメタシン

---

② 抗血小板作用と抗炎症作用があるのはどれか.

（第 103 回 午前 15）

1) ヘパリン
2) アルブミン
3) アスピリン
4) ワルファリン

---

③ ペニシリンの分類はどれか.

（第 103 回 追加午後 14）

1) 抗癌薬
2) 抗菌薬
3) 抗炎症薬
4) 抗ウイルス薬

---

④ 抗ウイルス薬はどれか.　　（第 99 回 午後 16）

1) ペニシリン
2) アシクロビル
3) エリスロマイシン
4) アムホテリシン B

---

⑤ 抗癌薬の有害な作用で起こりやすいのはどれか.

（第 103 回 追加午後 16）

1) 嘔吐
2) 失禁
3) 高血糖
4) 光線過敏

---

⑥ 結核菌の消毒に効果があるのはどれか.

（第 102 回 午後 34）

1) エタノール
2) アクリノール
3) ベンザルコニウム
4) クロルヘキシジン

---

⑦ 消毒薬に最も抵抗性が強いのはどれか.

（第 99 回 午後 22）

1) 細菌芽胞
2) 栄養型細菌
3) DNA ウイルス
4) RNA ウイルス

（カッコ内は看護師国家試験の出題回と問題番号）

器官系に はたらく薬

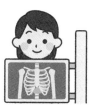

はじめに

　第 5 章では心臓血管系，呼吸器系，泌尿器系，消化器系などの器官系にはたらく薬をとりあげる．これだけは知っておくべき視点から選択した薬はジギタリス，ニトログリセリン，ニフェジピン，フロセミド，ワルファリン，アスピリン，ツロブテロール，テオフィリン，吸入ステロイド薬，エピナスチン，オメプラゾール，ベタネコール，プラゾシンである．神経系と生殖器系については，それぞれ，第 2 章と第 3 章で述べたので，重複を避け割愛した．

A　心臓にはたらく薬

1. 確認事項と基礎知識

　心臓は左右の心房，左右の心室，それらに出入りする動静脈，大動脈弁，肺動脈弁，および 2 種類の房室弁（僧帽弁，三尖弁）からなるポンプである．このポンプが安静時の 1 分間に送り出す血液量（心拍出量）は約 5 L/ 分である．この計算方法（簡単な掛け算）は次のとおりである．

安静時心拍出量の計算方法

　安静時の心臓は拍動ごとに約 70 mL の血液を送り出す．安静時心拍数を 70 回 / 分とすると，心臓が 1 分間に送り出す血液の量（心拍出量）は，

$$心拍出量 = 拍動ごとの拍出量 \times 心拍数$$
$$= 70 \ mL \times 70/ 分$$
$$= 4,900 \ mL/ 分 \fallingdotseq 5 \ L/ 分$$

以下は心機能についてのポイントである．

ポイント

① 大動脈から分枝した冠動脈が心臓自身を栄養する．
② 心筋は刺激伝導系と固有心筋で構成されている．
　刺激伝導系：刺激伝導系の細胞は自動的に活動電位を発生させることができる．これを自動能という．自動能の頻度は，洞結節＞房室結節＞ヒス束・プルキンエ線維，という関係．つまり，正常では洞結節がペースメーカー（歩調とり）機能を担う．
　固有心筋：特に心室筋は血液を送り出す（拍出する）ポンプとしてはたらく．
③ 心臓機能は交感神経系と副交感神経系から拮抗的に調節される．
　・交感神経系は促進的（心拍数増加，心筋収縮力増大）．
　・副交感神経系は抑制的（心拍数減少，心筋収縮力低下）．
④ 安静心拍出量は約 5 L/ 分．運動すると約 5 倍にアップする．

2. 不整脈治療薬

活動電位を発生させるためには各種のイオンチャネルが必要である．おもなチャネルはナトリウムチャネル，カルシウムチャネル，カリウムチャネルで，不整脈の治療薬はこれらのイオンチャネルをターゲットにして開発されている．

1）抗不整脈薬

抗不整脈薬の分類方法は比較的単純なものから非常に複雑なものまでさまざまある．表5-1はあまり複雑ではない分類の代表例である．クラスⅠはナトリウムチャネルブロッカー．ただしあくまでメインターゲットがナトリウムチャネルという意味で，実際にはカリウムチャネルなど他のチャネルも抑制する．心房細動を洞調律に復帰させようと試みる際にはこのクラスのどれかを選択する（ADVANCE「心房細動の治療薬」参照）．クラスⅡはβ受容体遮断薬で，おもな適応は頻脈．クラスⅢはおもにカリウムチャネルを抑制する．多くの不整脈に有効だが，重篤な副作用（甲状腺機能亢進症など）が多いため，最近では，他の薬より使われなくなった．クラスⅣはカルシウムチャネルを抑制し，おもに頻脈の治療に使用される．

2）ATPとベラパミル

ATPは突発的な頻脈発作（正式な病名は発作性上室性頻拍症）の第一選択薬である．投与方法は静脈内注射のみで，急速に注射する．体内でアデノシンに変換され，Gタンパク共役型アデノシン受容体を介して活動電位の頻発を停止させる．少なくとも数秒間以上の洞停止が起こるため，救急体制の整ってい

表5-1　おもな不整脈治療薬

クラス	一般名	薬効と作用機序
Ⅰ	ジソピラミド，フレカイニド，リドカイン	ナトリウムチャネルの抑制
Ⅱ	プロプラノロール，メトプロロール	β受容体遮断
Ⅲ	アミオダロン	カリウムチャネルの抑制
Ⅳ	ベラパミル，ジルチアゼム	カルシウムチャネルの抑制

ADVANCE　心房細動の治療薬

心房細動は心房筋が無秩序に活動電位を発生させるために起こる不整脈で，決してめずらしくない．心房細動それ自体は致死的ではない．しかし，左心房内に血栓が形成されやすいので，持続的に放置すると致死的塞栓症の原因になる．心房細動の治療方針はリズムコントロール（心房細動の洞調律への復帰，除細動）とレートコントロール（心拍数のコントロール）に大別される．リズムコントロールでは，ナトリウムチャネル阻害薬

（クラスⅠ抗不整脈薬）が，レートコントロールではジギタリスやβ受容体遮断薬が主役になる．慢性心房細動（特に高齢者の場合）はレートコントロールするのが一般的だ．脳梗塞を予防するために抗血栓薬を処方する．第一選択は抗凝固薬ワルファリンだが，抗血小板薬（アスピリンやチクロピジン）を選択することも可能．抗血栓薬については「C. 血液にはたらく薬」で説明する．

る施設の専門医が担当することが望ましい．一般の病院ではクラスⅣのベラパミルが第一選択薬であり，注射薬と内服薬がある．

3) アトロピン

抗コリン薬アトロピンが高度な徐脈に対して使用される．副交感神経系を遮断することで相対的に交感神経系を優位にする．投与方法は静脈内注射，筋肉内注射，および皮下注射である．

3. 心不全治療薬

心臓の収縮または拡張機能の異常により心臓のポンプ機能が低下して末梢組織が必要とする循環血液量が保てない病態が心不全である．身体各所に鬱血（以下，うっ血と表記）が生じるため，うっ血性心不全とも呼ばれる．原因（基礎疾患）は高血圧，心臓弁膜症，心筋梗塞，持続性の不整脈などの心疾患から貧血やビタミン B₁ 欠乏症（脚気）などの代謝性疾患まで多彩である．肺炎をベースにした心不全もポピュラーなものの一つ．基礎疾患が多彩なため症状もいろいろ出現するが，基本的な病態はうっ血（肺水腫，胸水，下腿浮腫など），およびうっ血に伴う酸素不足（呼吸困難，チアノーゼなど）といえる．

薬物治療の基本方針は利尿薬と強心薬の併用による浮腫の軽減と心拍出量の増大である．ただし，心不全自体に対しては基礎疾患の病期や重症度によっては他の薬の使用が必要になる．高血圧をベースとした慢性心不全の急性増悪を繰り返す高齢者などの症例に対しては，β受容体遮断薬，アンジオテンシン変換酵素阻害薬，抗アルドステロン薬などを併用する．

1) 強心薬

強心薬は心筋収縮力を増強する薬の総称である．代表的な薬は強心配糖体（ジゴキシン，メチルジゴキシン），β受容体作動薬（ドブタミン，イソプレナリン），酵素ホスホジエステラーゼ阻害薬（テオフィリン）など．β受容体作動薬は細胞内情報伝達系（p.17 参照）のアデニル酸シクラーゼを活性化することで，強心効果のあるセカンドメッセンジャーcAMP の濃度を上昇させる．ホスホジエステラーゼ阻害薬もcAMP の濃度を上昇させるが，これは cAMP の分解を抑制する結果である（図 5-1）．

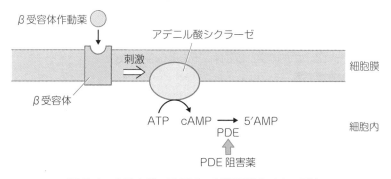

図 5-1　ホスホジエステラーゼ阻害薬のメカニズム
PDE：ホスホジエステラーゼ

2）ジギタリス

ジギタリスはゴマノハグサ科の多年草ジギタリスから抽出された強心配糖体（ジギトキシン，ジゴキシン，ラナトシド C）の総称である．ステロイド骨格＋糖という構造の強心薬という意味で強心ステロイドとも呼ばれる．ナトリウムポンプを阻害することで，間接的に細胞内カルシウム濃度を上昇させて心筋収縮力をアップさせる．細胞内カルシウム濃度上昇に関与するのはナトリウム・カルシウム交換体（正確にはキャリア SL8，p.18 参照）である．流れとしては以下のように考えよう．

ナトリウムポンプがストップ ⟶ 細胞内ナトリウム濃度が上昇 ⟶ ナトリウム・カルシウム交換体の回転方向が逆転 ⟶ 細胞内ナトリウムと細胞外カルシウムを交換 ⟶ 細胞内カルシウム濃度上昇

ジギタリスを投与するとほとんどの症例で心拍数減少（徐脈）が観察されるが，この分子レベルでのメカニズムについてはまだよくわかっていない．治療域が狭い，つまり治療に適した濃度と中毒を起こす濃度の差が非常に小さいのが特徴的で個人差も大きい．

おもな副作用は徐脈である．あくまで一般論だが，心拍数が 40 台にまで下がると注意が必要になる．ジギタリス中毒の兆候は不整脈（房室ブロック，心室性期外収縮など）と消化器症状（食欲不振，悪心・嘔吐，腹痛など）である．ジギタリスはほとんど代謝されずに尿中に排泄されるため，腎機能がしっかりしていないと中毒のリスクが高くなる．また，低カリウム血症はジギタリス中毒のリスクを高める．したがって，ジギタリスを使用する場合は腎機能と血清カリウム濃度の定期的なモニターが必要になる．ジギタリスの血中濃度を定期的に測定し，治療域の上限を超えないように用量を調節する．

3）ドブタミンとイソプレナリン

ドブタミンとイソプロテレノールは，β受容体刺激作用によりセカンドメッセンジャー cAMP の濃度を上昇させる（図 5-1）．ドブタミンの代わりにドパミンを選択した場合には，低用量でのドパミン受容体刺激効果（腎血流増加による利尿作用），高用量でのα受容体刺激効果（末梢血管収縮による血圧上昇）が加味される．

4）テオフィリン

テオフィリンは cAMP の分解酵素ホスホジエステラーゼを阻害することで cAMP の濃度を上昇させる（図 5-1）．強心作用より平滑筋弛緩作用のほうが強い．

5）その他の治療薬

心不全の治療に用いられるその他の薬としては以下のようなものがある．

血管拡張・利尿作用のある薬

① アンジオテンシン変換酵素阻害薬：血管拡張作用
② アンジオテンシンⅡ受容体拮抗薬：血管拡張作用
③ 硝酸薬：血管拡張作用
④ 抗アルドステロン薬：低カリウム血症防止効果のある利尿薬
⑤ 心房性ナトリウム利尿ペプチド：血管拡張作用＋利尿作用

4. 狭心症治療薬

心筋梗塞は虚血性心疾患の代表的疾患である．冠動脈が閉塞して冠動脈血流が途絶し，閉塞部位より末梢の支配域（還流域）に心筋壊死が生じる．急性の心筋梗塞では狭心痛（胸が締め付けられるような痛み）が30分以上続く．心臓や全身の血管を拡張して狭心痛を和らげる薬が亜硝酸塩（ニトログリセリン）である．舌の下で薬を溶かして使用する舌下錠で，狭心症には有効であるが，心筋梗塞には基本的に無効である．看護師国家試験第103回追加午前問題54では狭心症の狭心痛持続時間として適切なのは5秒，5分，50分，5時間のどれかという問題が出された．正解は5分．急性心筋梗塞発症時の胸痛よりは明らかに短いのが特徴である．狭心症は心筋虚血が一過性のため心筋壊死を伴わない．直接的な原因は冠動脈の狭窄や攣縮である．労作（effortの訳で，体を動かすという意味）により胸痛が起こる場合を労作性狭心症と呼ぶ．症例として紹介した女性のように，ニトログリセリンなしで，安静のみで痛みが消失する場合もある．

1）おもな狭心症治療薬

狭心症の治療は酸素供給量をアップさせる方法と酸素需要量をダウンさせる方法に大別される（表5-2）．アップさせる方法は外科的方法（たとえば冠動脈バイパス術）と内科的方法に分かれるが，ニトログリセリンの舌下使用は内科的方法の代表例である．酸素需要量をダウンさせるには心臓機能を抑制するなどの直接的な方法と心臓に対する負担を軽減するなどの間接的な方法に分かれる．症例として紹介した女性は，最終的には冠動脈バイパス術を選択した．

> **症例**
>
> 　61歳，女性．6月上旬から床の雑巾がけ，風呂掃除，入浴など，ごく日常的な労作時に前胸部の圧迫感が出現しはじめた．5分程度安静にすると圧迫感は消失するが，ほとんど毎日のように胸痛発作が起こるので，8月上旬に近くの病院を受診した．すると，狭心症と診断されたため大学病院での精密検査をしたところ，心臓カテーテル検査により左冠動脈の主幹部が99%狭窄していることがわかった．
>
> 　図は病室で実際に雑巾がけをしたときの心電図所見．上段がV$_3$，下段がV$_4$，雑巾がけ中止後の数分間に狭心症特有の波形変化が認められた．

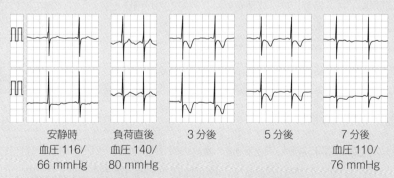

安静時	負荷直後	3分後	5分後	7分後
血圧116/ 66 mmHg	血圧140/ 80 mmHg			血圧110/ 76 mmHg

図　雑巾がけ後の心電図　（病棟内で雑巾がけ2分間の負荷：8月末）

（中島洋子 編著，こんなときどうする？高齢者ケア. p.287, 照林社, 2006 から引用）

表 5-2　おもな狭心症治療薬

種　類	薬　名	作用機序など
硝酸薬	ニトログリセリン	体内で一酸化窒素に変換され冠動脈を拡張し酸素供給量をアップ 末梢動脈を拡張し血圧を下げることで心臓に対する負担をダウン 末梢静脈を拡張し静脈還流量を減らすことで心臓に対する負担をダウン
	硝酸イソソルビド	一酸化窒素を介する点はニトログリセリンと同様である
K チャネル開孔薬	ニコランジル	カリウムチャネルを開孔することで心機能を抑制し酸素需要量をダウンさせる
β 遮断薬	プロプラノロール	心拍数と心拍出量を抑制し酸素需要量をダウンさせる
	ピンドロール	
Ca 拮抗薬	ニフェジピン	カルシウムチャネル遮断による冠血管拡張作用（酸素供給量アップ），および血圧低下（酸素需要量ダウン）
	ジルチアゼム	

ADVANCE　　**ニトログリセリンの舌下錠**

　ニトログリセリンを舌下錠にするのは内服してもほとんど効かないからだ．効きが悪い最大の原因は消化管上皮で吸収されてから大循環系に入る前に肝臓で代謝されてしまうこと．これを「初回通過効果」という．ニトログリセリン以外にも初回通過効果を受ける薬がたくさんあることを覚えておこう．

2) 組織型プラスミノゲンアクチベーター（tPA）

　心筋梗塞や脳梗塞などが起こってしまってからの治療薬である．その狙いは血管の塞栓（詰まり）の原因となっているフィブリンを溶解して血管に血流を再開させること．ただし，発症直後に投与することが絶対条件．心筋梗塞では 6 時間以内，脳梗塞では 3 時間以内が目安となる．この薬に関しては「C. 血液にはたらく薬」でも解説する．

B　血管にはたらく薬

1. 確認事項と基礎知識

　血圧は左心室の収縮と拡張に連動して上下する．最高の値（最高血圧）を収縮期血圧，最低値（最低血圧）を拡張期血圧と呼ぶ．いろいろな略語があるが，収縮期血圧を BPs（または sBP），拡張期血圧を BPd（または dBP）と略すのが一般的である．小文字の s と d はそれぞれ systolic と diastolic の略，大文字の BP は blood pressure の略である．図 5-2 は左心室の収縮と拡張に連動する血圧変動（厳密にいえば大動脈圧変動）の典型例．この場合の BPs は 120 mmHg，BPd は 80 mmHg である．カルテに記入するときは 120/80 という略し方が一般的である．血管の太さと血管壁の弾力性は血圧に大きく影響する．血

管壁平滑筋はある程度の緊張状態を保っている．この筋緊張状態のことをトーヌスという．緊張状態＝収縮状態と理解していただきたい．交感神経が興奮すると伝達物質ノルアドレナリンの作用でトーヌスが上がり，その結果，血管は細くなる．その際のノルアドレナリン受容体はおもにα型である．

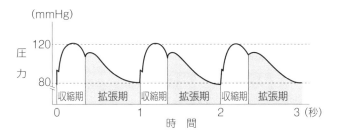

図 5-2　左心室の収縮と拡張に連動する大動脈圧変動の模式図
縦軸は圧力（単位は mmHg），横軸は時間（単位は秒）．心拍数は 60 の例．

2. 高血圧治療薬（降圧薬）

　高血圧とは最高血圧（収縮期血圧）が 140 mmHg 以上，最低血圧（拡張期血圧）が 90 mmHg 以上の病態である．その病態生理は非常に複雑だが，薬物療法の基本方針は非常にシンプルで 3 つのカテゴリーに分けられる（表 5-3）．

1）尿の生産に関係した薬（利尿薬）

　利尿薬は尿細管の水分再吸収能力（1 日当たり 150 L 以上）を少し抑制して尿量をアップさせる．下垂体後葉からのバソプレシン分泌がストップする病気（病名は尿崩症，正確には中枢性尿崩症）では 1 日当たり 10 L 以上の尿がでる．抗バソプレシン薬の作用と方向的には同じだが，尿量増大のスケールがまるで違う．利尿薬については「F. 腎臓にはたらく薬」で詳しく解説する．

2）血管の太さに関係した薬（血管拡張薬）

　血管の太さを決める要素の一つが血管平滑筋のトーヌスである．そのトーヌスは平滑筋細胞内のカルシウム濃度に左右されるが，そのカルシウム濃度を調節する装置がカルシウムチャネルである．チャネルが開くと細胞内カルシウム濃度が上昇し，平滑筋細胞が収縮する．高血圧治療薬として多用されている薬は実はカルシウムチャネル阻害薬なのである．

　第 2 の要素はノルアドレナリンによる調節である．ノルアドレナリンによる血管収縮は原則的に α 受容体を介するため，α 受容体遮断薬が高血圧治療薬として選択される．

　第 3 の要素はアンジオテンシン II（アンジオテンシン II 受容体）による調節である．図 5-3 に示したカスケードのどこを遮断しても血圧が下がるはずである．現在はアンジオテンシン変換酵素阻害薬，アンジオテンシン II 受容体遮断薬，レニン阻害薬が高血圧治療薬として臨床応用されている．レニン阻害薬はレニン・アンジオテンシン系の最上流を阻害，アンジオテンシン変換酵素阻害薬はアンジオテンシン II の産生を抑制，アンジオテンシン II 受容体阻害薬はアンジオテンシン II の受容体への結合をブロックすることで血管拡張作用を示す．アンジオテンシン II 受容体には 2 種類のサブタイプ（AT1 と AT2）が存在し，それぞれ血管収縮と血管拡張という相反する生理機能を発揮するが，現在臨床応用されているアンジオテンシン II 受容体阻害薬は AT1 受容体を選択的にブロックする．

第 4 の要素は一酸化窒素による調節である．硝酸薬であるニトロプルシドは一酸化窒素を放出し平滑筋収縮を抑制する．第一選択は狭心症の治療だが，高血圧の治療にも応用可能である．

3) 心拍出量に関係した薬

「A．心臓にはたらく薬」で解説したように，心拍出量は拍動ごとの拍出量と心拍数の積で決まる．したがって，心拍出量を下げるには心拍数と拍動ごとの拍出量のいずれか片方，または両方を下げればよいという理屈が成立する．ここで登場するのが自律神経系である．心臓機能は交感神経系と副交感神経系から拮抗的に支配される．交感神経系は促進的（心筋収縮力増大，心拍数増加）に，副交感神経系は抑制的（心筋収縮力低下，心拍数減少）．したがって，交感神経系のはたらきを下げるか，副交感神経系のはたらきを上げれば心拍出量は低下することになる．高血圧治療に応用されるのは前者の考え方で，主として β 受容体遮断薬が選択される．後者の考え方としては，気分を落ち着かせて心拍数を下げるなどがある．

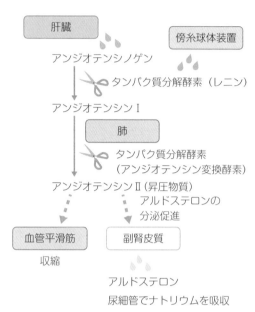

図 5-3　レニン・アンジオテンシン系

表 5-3　高血圧治療薬の全体像

治療方針	分類名	おもな薬	副作用
尿量増大	利尿薬	表 5-21 参照	
血管拡張	カルシウム拮抗薬	ニフェジピン	歯肉肥厚
	α 遮断薬	プラゾシン	起立性低血圧
	レニン阻害薬	アリスキレン	高カリウム血症
	ACE 阻害薬	カプトプリル	咳，喉の違和感
	ARB	バルサルタン	咳は少ない
	硝酸薬	ニトロプルシド	低血圧
心臓抑制	β 遮断薬	アテノロール	気管支喘息の悪化

ACE：アンジオテンシン変換酵素（angiotensin-converting enzyme）
ARB：アンジオテンシンⅡ受容体阻害薬（angiotensin-Ⅱ receptor blocker）

3. 低血圧治療薬（昇圧薬）

　ここでのテーマは低血圧とその治療薬である．収縮期血圧が 100 mmHg 以下を低血圧と定義するが，これは世界保健機関（WHO）の考え方とも合致する．ポイントは 2 つ．1 つは低血圧症の大半が原因不明ということ，もう 1 つは治療薬のメインがアドレナリン受容体関連薬ということである．

1）低血圧の分類

　1）本態性：特別な原因疾患が見当たらない病態．

　2）症候性：下記のような明らかな原因疾患がある病態．

　　① 心臓疾患：心臓から拍出される血液量の減少による．

　　② 甲状腺機能低下症：甲状腺ホルモンの分泌不足による．

　　③ アジソン病：副腎皮質ホルモンの分泌不足による．

　　④ 下垂体前葉機能低下症：各種刺激ホルモンの分泌不足による．

2）おもな症状

　立ちくらみやめまいが一番多く，起立性調整障害，頭痛・頭重，倦怠感・疲労感，肩こりなどが続く．

3）薬物性低血圧を起こしやすい薬

　1）虚血性心疾患治療薬（ニトログリセリン，カルシウム拮抗薬など）

　2）高血圧治療薬

　3）抗精神病薬

　4）抗うつ薬

　5）パーキンソン病治療薬（L-DOPA）

4）起立性低血圧症

　急に立ち上がると血圧が下がりすぎて「立ちくらみ」などの脳虚血症状が出る病態が起立性低血圧症である．診断基準は臥位または坐位から起立したときに下記 2 つが満たされること．

　　① 収縮期血圧が 20 〜 30 mmHg 以上，または拡張期血圧が 10 〜 15 mmHg 以上低下．

　　② めまい，立ちくらみ，嘔吐などの脳症状や失神が出現．

5）薬物療法（表 5-4）

　低血圧の原因がよくわからない場合は対症療法的にカテコラミン系統の昇圧薬を使用して昇圧を試みる．治療方針としては心拍出量の増大（β 刺激作用）か血管抵抗の増大（α 刺激作用）のいずれかを状況に応じて選択する．アドレナリン受容体（α 型と β 型）に作用する薬がメインだが，少し毛色が変わった薬としてはアメジニウムとドロキシドパが挙げられる．アメジニウムは交感神経終末へのノルアドレナリンの再取り込みに際し，ノルアドレナリンと競合することで再取り込みを抑制し，結果的にノルアドレナリンの作用を増強する．ドロキシドパは本来パーキンソン病治療薬だが，体内でノルアドレナリンに変換されて作用するという特徴を利用して降圧薬として処方される．

血圧の調節機序

血圧は神経系と内分泌系の両方から調節されている. 血圧が下がりすぎた場合の調節機序を解説する.

1. 血圧が低下すると, 頸動脈や大動脈弓に分布している圧受容器が反応し, この情報を延髄に伝達する. 伝達路は舌因神経と迷走神経, 情報を受け取るのは迷走神経の孤束核である.

2. 情報を受け取った孤束核は（シナプス伝達により）交感神経系と副交感神経系に命令を出す. 交感神経系には「活度を上げ, ノルアドレナリンの分泌を増やせ」, 副交感神経系には「活度を下げ, アセチルコリンの分泌を減らせ」という具合.

3. この結果, 心拍数増大と心筋収縮力増強が生じ, さらに血管収縮も加わり, 下がりすぎた血圧がもとに戻る.

血圧が上がりすぎた場合には 1 ～ 3 の逆が起こる. このような神経性調節を「圧受容器反射」という. 反射中枢は延髄である. 急に立ち上がると重力の影響で血液は下肢に貯留し, 静脈還流量が減少する. 静脈還流量減少により心拍数も減少するので, 血圧も下がる. このような起立性の血圧低下を「圧受容器反射」により速やかに戻せない病態が起立性低血圧症である.

一方, 血圧が下がりすぎた場合にはレニン・アンジオテンシン・アルドステロン系も反応し, 下がりすぎた血圧を元に戻そうとする. 出発点は血圧低下を感知した腎臓からのレニン分泌. 終着点はアンジオテンシンⅡによる血管収縮とアルドステロンによるナトリウム再吸収量増大（＝循環血液量増大）である.

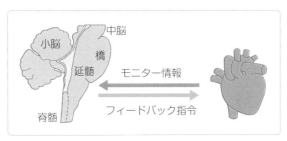

図　血圧の調整機序

左側は延髄を含む脳幹部の模式図である. 薄青色の部分は第四脳室. 延髄へのモニター情報（知覚情報）はおもに迷走神経, 延髄からのフィードバック指令（自律系遠心情報）は迷走神経と交感神経により運ばれる.
（時政孝行 編著, 高齢者医療ハンドブック. p.33, 九州大学出版会, 2007 から引用, 一部改変）

表 5-4　おもな昇圧薬

薬　名	作用機序	特　徴
ドパミン	β	おもに β 作用だが，高濃度になると α 作用が加わる
アドレナリン	β > α	心腔内に注射することもある
ノルアドレナリン	α > β	ショックによる循環不全に使用
イソプレナリン	β	昇圧作用＋気管支拡張作用
エチレフリン	α β	心肺蘇生時に使用することが多い
ミドドリン	α	起立性低血圧によく処方される
アメジニウム	間接的	ノルアドレナリンの再吸収を抑制
ドロキシドパ	間接的	体内でノルアドレナリンに代謝される

6) 慎重投与と禁忌

　昇圧薬の多くは過量投与により過度の昇圧，頻脈，不整脈を引き起こし，中枢神経刺激作用によって，不眠，興奮状態を生じることがある．β 作動薬，特にイソプレナリンは心拍数の増加に伴って心筋酸素消費量を著しく増大させるので虚血性心臓病には慎重投与が必要である．褐色細胞腫の患者に昇圧薬を投与すると急激な昇圧を生じることがあるため禁忌．甲状腺機能亢進症も禁忌対象．

C　血液にはたらく薬

1. 確認事項と基礎知識

　生体には出血を止めるしくみがある（図 5-4）．血管が損傷するとそこに血小板が集まる．次にフィブリン網が生成され，赤血球が絡めとられて血餅ができる．この一連の過程を血液凝固という．フィブリノゲンがフィブリンに変化する反応を触媒する酵素がトロンビンである（図 5-5）．血管の損傷部位は血餅による止血が行われている間に修復される．修復が終わると線溶という別のしくみがはたらいて血餅を溶解除去する．

　血栓形成は 1 次過程（血小板の凝集・粘着）と 2 次過程（フィブリン網による強化）に分かれる．そのメカニズムを理解するためには「血小板凝集メカニズム」と「フィブリン形成メカニズム ＝ 血液凝固メカニズム」を理解すればよいわけである．図 5-4 は後者，つまりフィブリン形成メカニズムの模式図である．血管内皮細胞が正常だと血小板が血管壁に粘着することはない．しかし，血管内皮細胞が傷害を受けると状況が変わる．血液が損傷部位の血管内皮下組織に接触すると，そこに露出したコラーゲンに血小板が粘着し，いろいろな血小板活性化因子を放出する．おもな因子は ADP，セロトニン，トロンボキサン A_2．これらは血小板細胞膜のそれぞれに対応する受容体（G タンパク共役型）に結合して血小板凝集を促進させる方向に作用する．

　2 つの血小板（血小板 A と血小板 B とする）があると仮定する．血小板 A が活性化して ADP の放出が始まると，血小板 A は ADP を介して血小板 B を活性化すると同時に自分が放出した ADP により自身がさらに活性化される．このようにして，ある 1 つの血小板の活性化はあっという間に周囲の血小板に広まる．

　2 次過程には I から XIII まで 12 種類（VI は欠番）の凝固因子が関与する．たとえば，I 因子はフィブリ

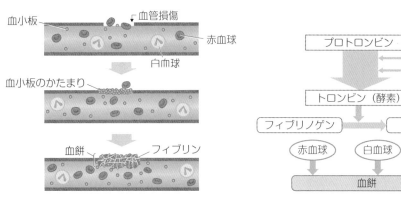

図5-4　血液凝固

図5-5　トロンビンの作用

ノゲン，Ⅱ因子はプロトロンビンである．ただし，Ⅲ因子以降を暗記する必要はまったくない．番号のついていない因子が数種類あるが本書では割愛した．これらのうち4つの因子（Ⅱ，Ⅶ，Ⅸ，Ⅹ）は肝臓でビタミンK依存的に合成される（表5-5）．なぜビタミンKかというと，合成の最終

表5-5　おもなビタミンK依存性凝固因子

因子名	通　称	機　能	おもな基質
Ⅱ	プロトロンビン	酵素	フィブリノゲン
Ⅶ	プロコンバーチン	酵素	Ⅸ因子
Ⅸ	クリスマス因子	酵素	Ⅹ因子
Ⅹ	スチュアート因子	酵素	Ⅱ因子

段階，つまり各因子前駆体のアミノ末端側に存在するグルタミン酸残基をγカルボキシグルタミン酸残基に変換する反応にビタミンKおよびビタミンK依存性酵素を必要とするからである．Ⅱ，Ⅶ，Ⅸ，Ⅹ因子はγカルボキシグルタミン酸残基を持って初めてタンパク質分解酵素プロテアーゼとしての機能を獲得する．

2. 抗凝固薬

1) ヘパリン

　ヘパリンは肝臓でつくられ，酵素アンチトロンビンによる凝固因子（Ⅶ因子やⅩ因子など）の不活性化を促進することで血液凝固を阻害する．投与方法は静脈注射のみ．過剰投与により出血が止まらなくなったときは中和薬プロタミンを投与する．

2) ワルファリン

　ワルファリンはビタミンK拮抗薬として作用し，肝臓でビタミンK依存性凝固因子の合成を阻害することにより抗凝血作用，抗血栓形成作用を発揮する．ワルファリン関連は看護師国家試験に必ず出題されると思っていただきたい．キーワードはビタミンK，および禁忌食としての納豆とクロレラ．2022年2月に実施された第111回試験でも「そのまんま」の形で出題された．

3) 新しい抗凝固薬

　最近ワルファリンに取ってかわる可能性のある新薬が開発された（表5-6）．トロンビン阻害薬ダビガトラン，および第Ⅹ因子阻害薬キサバン系，およびヘパリン誘導体フォンダパリヌクスである．数年前から臨床適応されている．

表5-6　新しい抗凝固薬

種　類	一般名
トロンビン阻害薬（経口）	ダビガトラン
第Ⅹ因子阻害薬（経口）	キサバン系（リバーロキサバンなど）
第Ⅹ因子阻害薬（注射）	フォンダパリヌクス

3. 抗血小板薬

抗血小板薬とは血小板の凝集を阻害することで血栓形成の1次過程を抑制する薬の総称である（**表5-7**）. 最も多用されている抗血小板薬はシクロオキシゲナーゼ（COX）阻害薬のアスピリンで，アラキドン酸カスケード（p.23参照）の比較的上流を阻害する. アスピリンの阻害部位より下流に作用点をもつのはトロンボキサン A$_2$ 合成酵素阻害薬，およびプロスタグランジン I 刺激薬（**表5-7**）. ADP 受容体拮抗薬（プリン受容体関連薬）とセロトニン受容体拮抗薬は血小板表面にある受容体に拮抗して血小板同士の凝集をブロックする. ホスホジエステラーゼ阻害薬は ADP 受容体活性化後の細胞内 cAMP 濃度の低下を阻害することで抗 ADP 作用を発揮する.

表5-7　おもな抗血小板薬

種　類	一般名
シクロオキシゲナーゼ阻害薬	低用量アスピリン
トロンボキサン A$_2$ 合成酵素阻害薬	オザグレル
プロスタグランジン I 刺激薬	ベラプロスト，リマプロスト
ホスホジエステラーゼ阻害薬	シロスタゾール，ジピリダモール
ADP 受容体拮抗薬	チクロピジン，クロピドグレル
セロトニン受容体拮抗薬	サルポグレラート

4. アスピリンジレンマ

アスピリンは摂取する用量によって血小板の凝集を促進もするし抑制もする. 条件によって正反対の反応をするため，これを「アスピリンジレンマ」と呼ぶ. シクロオキシゲナーゼという酵素は，血小板と血管内皮細胞の両方ではたらいており，両者の作用は真逆である. アスピリンの抗血小板作用のメカニズムは，血小板にはたらきかけると酵素シクロオキシゲナーゼを不可逆的に阻害→プロスタグランジン H 合成を阻害→トロンボキサン A$_2$ の生成を抑制→血小板凝集を阻害する. 逆に，血管内皮細胞にはたらきかけるとシクロオキシゲナーゼを抑制→血小板凝集抑制作用をもつプロスタグランジン I（通称，プロスタサイクリン）の生成を抑制→血小板凝集を促進する. ただし，血小板のシクロオキシゲナーゼの方が，血管内皮細胞のシクロオキシゲナーゼよりも約 250 倍もアスピリンにより抑制されやすいことがわかっている. この性質を利用し，現在では「アスピリンジレンマ」を回避するために比較的少量（80～160 mg/ 日）を用いるのが主流で，低用量アスピリン療法として認知されている.

5. 血栓溶解薬

血管にできた血栓を溶かす物質がプラスミンである. プラスミノゲンを活性化し活性型のプラスミンを生成する薬が血栓溶解薬である. 血栓の主成分フィブリンを溶解（分解）する. 最近の第一選択薬は組織プラスミノゲン活性化因子（tPA）. この薬については「組織型プラスミノゲンアクチベーター（p.104）」でも触れたが，局所投与しなければならないのでカテーテル検査ができる医療機関で実施する. しかも脳梗塞や心筋梗塞の発症後，できるかぎり早期に投与しないと効果を示さないことがある.

6. 止血薬

血液凝固を促進するビタミン K，線溶（フィブリンの溶解）を阻害する抗プラスミン薬であるトラネキサム酸，血管透過性を抑制し血管の抵抗性を増強するカルバゾクロムスルホン酸などが代表的な止血薬である．出血局所に直接噴霧するタイプのトロンビン製剤も利用可能である．

7. 造血薬

本項では造血薬＝貧血治療薬と考えて話を進める．貧血とは血液中のヘモグロビンが不足した病態である．ヘモグロビン不足の目安は，男性では 13 g/dL 以下，女性では 12 g/dL 以下．高齢者では男女を問わず 10 g/dL 以下．貧血を放置すると心臓に負担がかかり，心肥大や心不全を招くことがある．心臓に負担がかかる原因は酸素不足．貧血と診断したらまずは原因究明が大事だが，実際には，貧血の 95％以上は鉄欠乏性，つまり鉄不足が原因だ．鉄が不足するとヘモグロビンが不足する理由はヘモグロビンの構造を思い出すとわかりやすい．鉄欠乏性貧血の治療方針は単純明快．鉄の補給である．ただし，鉄欠乏性貧血はその背景に消化性潰瘍，痔核や痔瘻，がんなどが隠れている場合があるため，鉄補充と並行して内視鏡検査などを行う．

1）鉄補充療法

まずは食事療法で，鉄のサプリメントを積極的に活用する．鉄欠乏に対する第一選択は内服用鉄剤（クエン酸第一鉄，フマル酸第一鉄など）．1 日に 100 mg の鉄剤を内服すると，ヘモグロビン濃度は，最初の 4 週間に約 2 g/dL，次の 8 週間に約 1 g/dL 正常化する．おもな副作用は悪心・嘔吐．便が黒くなるのも特徴である．副作用が強い場合には静注用鉄剤を処方する．

2）その他の治療薬

ビタミン B$_{12}$ や葉酸の欠乏による貧血（巨赤芽球性貧血）にはそれぞれビタミン B$_{12}$ や葉酸を補充する．腎臓病をベースに発症する貧血（腎性貧血）の原因は生理活性物質エリスロポエチンの分泌不足である．腎臓病の治療と併行してエリスロポエチン製剤を処方する．投与方法は筋肉注射．自己免疫性の骨髄障害により発症する貧血（溶血性貧血）にはステロイド薬を処方する．白血病に伴う貧血に対しては白血病治療薬を処方するしかない．具体的にはシクロホスファミドやブスルファンなど．

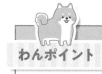

わんポイント　高齢者の貧血

貧血は「疲れやすい」「階段を上ると息切れする」といった自覚症状で発見されるケースが一般的だ．しかし，高齢者では症状が現れにくく，認知症が進行したと誤解されて治療開始が遅れるケースがある．また，女性は「疲れやすい」と感じても「体力がないせいだ」と思いがちなので，特に注意が必要だ．

D　気道と肺にはたらく薬

1. 確認事項と基礎知識

　呼吸器（気道と肺）は鼻腔と口腔から始まり，咽頭・喉頭 → 気管 → 気管支 → 細気管支 → 肺胞囊と続き，肺胞で終わる．肺胞内の酸素は肺胞を取り巻く毛細血管内に移行し，毛細血管内の二酸化炭素は肺胞内に移行してガス交換を行う（図 5-6 上段）．ちなみに，ガス交換はすべてガスの濃度差（圧力差）を駆動力とする拡散により行われる．拡散は瞬時（約 0.25 秒間）に完了する．酸素を運搬するのは血液．実際のトラック役はヘモグロビンである．成人男子の血中ヘモグロビン濃度が 15 g/dL で，100%酸素を結合していると仮定すると，ヘモグロビン 1 g は最大で 1.34 mL の酸素を結合できるので，血液 1 dL 中の酸素量 = 1.34 mL/g × 15 g = 20.1 mL と計算できる．

　組織でのガス交換はどうだろうか．図 5-6 下段を見ながら復習しよう．組織では血中酸素分圧 > 組織中酸素分圧なので，酸素は速やかに組織中に拡散する．その結果，血液 100 mL 当たり 5 mL の酸素が消費される．心拍出量が毎分 5 L（= 5,000 mL）のとき，毎分の酸素消費量 = 5 × (5,000 /100) = 250 mL と計算できる．

　最後は呼吸の神経性調節について．呼吸運動の中枢は延髄にあり，延髄呼吸中枢と呼ばれる領域のニューロンが規則的に興奮し，インパルスを運動ニューロンに伝えている．横隔膜は第 3 ～ 5 頸髄の運動ニューロンから出る神経（横隔神経）に支配されている．したがって，交通事故などにより頸髄を損傷すると，横隔膜を動かすことができなくなり，呼吸筋麻痺を起こす．脳死状態では延髄の呼吸中枢の活動も停止するため自力では呼吸できない．

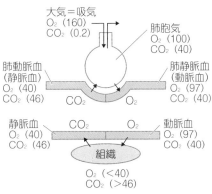

図 5-6　肺胞と末梢組織でのガス交換
（　）内の数値の単位は mmHg.

2. 鎮咳薬，去痰薬

　咳と痰は気道に侵入した異物を体外に排出するための生体防御反応である．咳がでるから，痰がからむからといって，安易に抑制してはいけない．痰を排出している咳を湿性咳というが，このタイプの咳は特にこの原則を生かすべきである．逆に痰が出ない咳を乾性咳という．痰がでないおもな原因は 2 つである．まず痰がドロッとしすぎている場合．粘稠痰というが，このような粘稠痰は水分をしっかり補給して痰の粘稠性を下げてやれば痰がうまく排出されるようになり解決する．次は肺がんなど別の病気がある場合である．原因が何であれ，咳がひどくて眠れない，体力を消耗してしまうなどの場合にはじめて咳止め薬（鎮咳薬）が適応となる．

　鎮咳薬は麻薬系のコデイン（およびジヒドロコデイン）と非麻薬系のデキストロメトルファンの 2 種類に大別される（表 5-8）．どちらも延髄に作用して咳反射を抑制する．代表的な去痰薬はブロムヘキシンとリゾチーム．粘り気のある痰をサラサラにして排出する目的で処方される．サクラ葉のエキスのブロ

チン液もよく処方される．

表 5-8　おもな鎮咳薬，去痰薬

薬　名	作用機序	特徴など
ジヒドロコデイン	咳反射の抑制	おもな副作用は便秘
デキストロメトルファン	咳反射の抑制	強力な咳止め
ブロムヘキシン	気道分泌促進	痰を少なくする
リゾチーム	ムコ多糖類の分解	痰の粘稠度を下げる
ブロチン液	咳反射の抑制	サクラ葉のエキスで茶色の液剤

3. 気管支拡張薬

　気管支拡張薬は気管支喘息，肺気腫，慢性気管支炎，気管支拡張症などに適応される薬で，狭窄した気道を拡張させる目的で処方される．おもな作用機序からはβ受容体作動薬，抗コリン薬，キサンチン誘導体に分けられる（表 5-9）．β受容体作動薬と抗コリン薬は受容体経由で，キサンチン誘導体は酵素ホスホジエステラーゼを阻害することで，ミオシン軽鎖キナーゼによるミオシン軽鎖のリン酸化を抑制し平滑筋を弛緩させる方向に作用する．

表 5-9　おもな気管支拡張薬

種　類	一般名	備　考
β受容体作動薬	ツロブテロール，サルメテロール，プロカテロール	$β_2$受容体を刺激
抗コリン薬	チオトロピウム	ムスカリン性受容体を遮断
キサンチン誘導体	テオフィリン	ホスホジエステラーゼを阻害

4. 気管支喘息治療薬

　治療の基本は気管支拡張薬＋ステロイド薬（吸入ステロイド薬）である（表 5-10）．これに各種の抗アレルギー薬や去痰薬を併用する．ステロイド薬は消炎作用を期待して処方される．最近は吸入ステロイド薬とβ受容体作動薬の合剤が主流である．

表 5-10　おもな気管支喘息治療薬

種　類	一般名	備　考
吸入ステロイド薬	ベクロメタゾン フルチカゾン ブデソニド	－
抗アレルギー薬	エピナスチン	表 5-11 参照

気管支拡張薬については表 5-9 参照．

5. 抗アレルギー薬

　アレルギーのメカニズムは非常に複雑だが要点をまとめると，異物刺激によりマスト細胞などからケミカルメディエーターといわれる生理活性物質（ヒスタミン，ロイコトリエン，サイトカイン〔例 TNFα〕など）が放出されることで症状が出る（図 5-7）．したがって，生理活性物質を抑える抗ヒスタミン薬，

抗ロイコトリエン薬，抗サイトカイン薬（例 抗TNFα薬）などが薬物療法の主役になる（**表5-11**）．ヒスタミン受容体は2種類（H_1受容体とH_2受容体）に分かれるが，アレルギーに関係するのはH_1受容体のみ．そしてH_1受容体拮抗薬のみを抗ヒスタミン薬と呼ぶ．現在の主流はエピナスチンやエバスチンなどの第2世代抗ヒスタミン薬である（**表5-12**）．

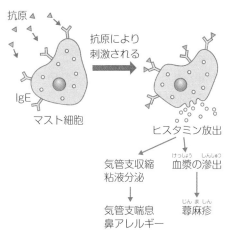

図5-7 マスト細胞のヒスタミン放出

表5-11 おもな抗アレルギー薬

一般名	作用機序	備 考
クロモグリク酸	生理活性物質放出抑制	予防薬的な処方
エピナスチン	抗ヒスタミン（H_1受容体遮断）	アレルギー性鼻炎や蕁麻疹に著効
オザグレル	トロンボキサンA_2合成酵素阻害	発症後には効きにくい
セラトロダスト	トロンボキサンA_2受容体拮抗	抗凝固薬との併用注意
プランルカスト	ロイコトリエン受容体拮抗	気管支喘息治療薬

表5-12 おもな抗ヒスタミン薬

薬 名	鎮静作用	抗コリン作用	制吐作用	抗動揺病作用
ジフェンヒドラミン	＋＋＋	＋＋＋	－	＋＋＋
クロルフェニラミン	＋＋	＋｜	－	－
プロメタジン	＋＋	＋＋＋	＋＋＋	＋＋＋
第2世代薬*	－	－	－	－

*第2世代抗ヒスタミン薬の別名は非鎮静性抗ヒスタミン薬という（抗アレルギー薬として多用されている）．薬名はエピナスチン，エバスチンなど．

6. 慢性閉塞性肺疾患（慢性気管支炎，肺気腫）に対する吸入療法

治療には原則として吸入薬が用いられる．抗コリン薬（チオトロピウムなど），ステロイド（フルチカゾンなど），β受容体作動薬（サルメテロールなど）の合剤が多用される．

7. 感冒治療薬

　気道のうち，鼻腔口腔から声帯までが上気道，声帯から気管支までが下気道である．みなさんが最も聞き慣れた上気道の病気はかぜだろう．かぜのことを上気道炎ともいう．おもな症状は発熱，倦怠感，咽頭喉頭痛，咳，痰，頭痛など．かぜをこじらせると気管支炎や肺炎に発展する．

　かぜは圧倒的にウイルス性である．そして，かぜに対する根本的な治療法（例 ワクチン療法）はないので，かぜを引いたら自宅安静と栄養補給により自然治癒を待つのがベストということになる．しかし，かぜ症状が強い，あるいは症状は軽いが仕事は休めないなどという場合には症状を軽減する治療（対症療法）が適応され，総合感冒薬の出番となる．代表例は先発品の PL 配合顆粒や後発品のピーエイ配合錠．2 種類の鎮痛解熱薬（サリチルアミド，アセトアミノフェン）に，無水カフェイン，フェノチアジン系抗ヒスタミン薬が配合されている．抗ヒスタミン薬プロメタジンの副作用で眠たくなるので服用期間中の自動車運転には注意が必要である．中枢興奮薬カフェインはこの眠気対策（さらに頭痛にも効く）として配合されている．

E 胃腸にはたらく薬

1. 確認事項と基礎知識

　胃のなかで消化を担う胃酸は壁細胞から分泌される．担当するのは酵素プロトンポンプ（図 5-8，表5-13）．プロトンポンプは迷走神経から分泌される伝達物質アセチルコリン，胃粘膜表面にいる腸クロム親和性細胞様細胞から分泌されるヒスタミン，および幽門部（胃の出口付近）から分泌されるガストリン

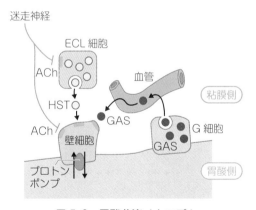

図 5-8　胃酸分泌メカニズム

プロトンポンプに対するアセチルコリン（ACh），ヒスタミン（HST），ガストリン（GAS）の影響を模式化したものである．ECL は enterochromaffin cell-like（エンテロクロマフィン細胞）の略で，訳は「腸クロム親和性細胞様の」．壁細胞にある 3 種類の受容体（■■■の部分）はすべて G タンパク共役型．プロトンポンプはプロトンを分泌し，それと交換する形でカリウムイオンを取り込む．

表 5-13　胃の外分泌腺

細　胞	分泌物	備　考
主細胞	ペプシノゲン	ペプシンの前駆物質
副細胞	粘液	粘膜を保護
壁細胞*	プロトン（胃酸）	プロトンポンプを使って胃酸を分泌

*壁細胞はビタミン B_{12} の吸収に必要な貧血因子（正式名は内因子）も分泌する．

によって活性化される．十二指腸から分泌されるセクレチンやソマトスタチンはプロトンポンプを抑制する．便は1日1回，バナナ2本分ぐらい（水分含有量は70〜80%）の量が理想的とされる．麻痺性イレウスは何らかの原因で腸管内容の通過障害が生じた病態である．炎症性腸疾患 inflammatory bowel disease（IBD）とは潰瘍形成を伴う慢性の腸炎の総称である．

2. 胃・十二指腸潰瘍治療薬

胃・十二指腸潰瘍はさまざまな要因で胃腸粘膜に対する攻撃因子が胃腸粘膜の防御因子より強くなったときに発症する．治療薬は攻撃因子を抑制するタイプと防御因子を増強するタイプに大別される．

1）攻撃因子抑制薬

攻撃因子＝プロトンと割り切れば，攻撃因子抑制薬としてはプロトンポンプ阻害薬 proton-pump inhibiter（PPI），ヒスタミン受容体拮抗薬（H_2 ブロッカー），ムスカリン性受容体拮抗薬（抗コリン薬）がベストチョイスである（**表5-14**，**図5-8**）．プロトンポンプ阻害薬以外の治療薬は制酸薬（胃酸中和薬）．目的は胃酸の中和，正確にいえば胃内 pH のアルカリ側への誘導である．**表5-14** にまとめたように，炭酸水素ナトリウム（重曹），アルミニウム化合物，マグネシウム化合物が臨床応用されている．

2）防御因子増強薬

胃粘膜保護や潰瘍治癒促進などを目的にして**表5-15** のような薬が処方される．第一選択薬といえるほどの薬はないが，非ステロイド性抗炎症薬（NSAIDs）の併用薬としてはテプレノンを選択する場合が多い．

表5-14　おもな攻撃因子抑制薬

種　類	薬　名	特徴や注意点など
プロトンポンプ阻害薬*	オメプラゾール	阻害様式は不可逆性
H_2 ブロッカー	ファモチジン	投薬中止後の再発に注意
抗コリン薬	ピレンゼピン	副作用は口渇，便秘
制酸薬（胃酸中和薬）	炭酸水素ナトリウム（重曹）	—
	水酸化アルミニウムゲル	—
	酸化マグネシウム	高マグネシウム血症

プロトンポンプ阻害薬の略語は PPI（protonpump inhibiter）．
*プロトンポンプ阻害薬は胃・十二指腸潰瘍だけでなく，逆流性食道炎に対しても第一選択薬．

表5-15　おもな防御因子増強薬

種　類	薬　名	注意点など
プロスタグランジン製剤	ミソプロストール，エンプロスチル	—
抗ドパミン薬	スルピリド	—
亜鉛含有薬	ポラプレジンク	亜鉛欠乏時に有効
抗ペプシン薬	スクラルファート	透析患者には禁忌
粘膜保護薬	テプレノン	肝機能障害

抗ペプシン薬スクラルファートはアルミニウム化合物だ．ペプシンと結合してその活性を低下させる．
ポラプレジンクのジンクは亜鉛（zinc）という意味．

3. ヘリコバクター・ピロリの除菌

　胃潰瘍の約60%，十二指腸潰瘍の約90%がヘリコバクター・ピロリ *Helicobacter pylori*（*H. pylori*）陽性で，*H. pylori* を陰性化すると，胃潰瘍や十二指腸潰瘍の再発率が著しく低下することから，除菌法についてまとめる.

治療薬選択の基本方針

1. *H. pylori* 除菌（一次除菌）（表5-16）.
　①2種類の抗菌薬とプロトンポンプ阻害薬を経口投与する3薬併用療法.
　②おもな副作用は下痢，軟便，味覚障害.
2. 一次除菌が無効のときは二次除菌を行うが，クラリスロマイシンをメトロニダゾールに変更する.
3. 攻撃因子の抑制および防御因子の増強.

表5-16　一次除菌薬

種　類	薬　名
ペニシリン系抗菌薬	アモキシシリン
マクロライド系抗菌薬	クラリスロマイシン
プロトンポンプ阻害薬	ランソプラゾール，オメプラゾール

用法・用量：3薬を1日2回7日間内服.

4. 制吐薬（吐き気止め）

　嘔吐は反射運動である．意図的にも吐くことができるのは，意図的に反射運動を誘発させることができるからである．嘔吐反射の中枢は脳幹部の延髄にあり，ドパミンやセロトニンの刺激が加わると吐き気が生じる．抗ドパミン薬や抗セロトニン薬（5-HT$_3$受容体拮抗薬）が吐き気止めとして処方される理由はそこにある（表5-17）．同じ理由で最近は，ニューロキニン受容体拮抗薬も選択される．いわゆる「乗り物酔い」に伴う吐き気に抗ヒスタミン薬がよく効く理由はよくわかっていない.

表5-17　おもな制吐薬（第2章参照）

種　類	一般名	特徴など
抗ドパミン薬	ドンペリドン	消化管運動促進作用をもつ
	メトクロプラミド	
5-HT$_3$受容体拮抗薬	アザセトロン	抗がん薬による悪心・嘔吐に適応
ニューロキニン受容体拮抗薬	アプレピタント	
抗ヒスタミン薬	ジフェンヒドラミン	動揺病に伴うめまい，悪心・嘔吐に適応

5. 下痢の治療薬（止瀉薬，下痢止め）

　糞便中の水分量が80%以上になると軟便や下痢便になる．因果関係がはっきりしている下痢は，食中毒に伴う下痢，脂肪吸収不全による下痢（胆石手術後の脂肪便など），抗菌薬乱用後の下痢など．抗菌薬乱用後の下痢は腸内細菌叢のアンバランス（菌交代現象）による腸炎が原因で，原因菌（交代菌）としてはクロストリジオイデス・ディフィシル *Clostridioides difficile*（*C. difficile*）が代表的である.

　基本的な治療の考え方を以下に列挙する（表5-18）.
　①胆嚢摘出術を受けた患者は下痢に悩まされやすいが食事療法で対処可能である.
　②菌交代現象を避けるためには抗菌薬の不用意な使用を避ける.

③ 抗菌薬を使用せざるを得ないときは，菌交代現象をあらかじめ予測する．

④ それでも起こった下痢に対しては乳酸菌製剤などで腸内細菌叢の正常化を試みる．

⑤ 表5-18中では μ 受容体作動薬が最強である．

表5-18　おもな止瀉薬

処方意図	種　類	薬　名
腸管運動の抑制	抗コリン薬*1	ブチルスコポラミン
		ロートエキス*2
		臭化メペンゾラート
	μ 受容体作動薬	塩酸ロペラミド*3
		リン酸コデイン
収斂	ビスマス製剤	次硝酸ビスマス
	タンニン酸	タンニン酸アルブミン
吸着	アルミニウム	天然ケイ酸アルミニウム
	炭	薬用炭
整腸	乳酸菌製剤	ラクトミン
		ビフィズス菌
		耐性乳酸菌
殺菌・防腐	ベルベリン系製剤	ベルベリン

*1 抗コリン薬は腸管運動を抑制し止瀉効果を得る目的で使用するが，その薬理学的性質から，前立腺肥大，緑内障，麻痺性イレウス，心疾患には禁忌である．

*2 ロートエキスにはアトロピン，スコポラミン，ヒヨスチアミンなどのベラドンナアルカロイドが含まれている．抗コリン作用により，胃液の分泌，および腸管運動亢進を抑制する．

*3 ロペラミドはアウエルバッハ神経叢内の μ 受容体に作用し神経末端からのアセチルコリン放出を抑制することで縦走筋の収縮を抑制する．

わんポイント　高齢者の下痢

　入院患者の大半は便秘傾向である．これは加齢による腸管機能の低下がベースにあり，それに2つのストレス（病気と入院）が加わるためと考えられる．下痢は便秘に比べるとはるかに低頻度だが，療養生活の妨げ，脱水という観点からは便秘より深刻である．

6. 便秘の治療薬（下剤）

　便秘は規則正しい排便（目安として少なくとも3日に1回）がない状態である．便秘は便がつくられる過程や排便のしくみの障害（機械的便秘）と腸の病変による排便障害（器質的便秘）に分けられるが，前者が薬物療法の対象だ．

　下剤は便を柔らかくし排泄を容易にするなど物理的に作用するタイプ（機械的下剤）と腸管蠕動運動を亢進させるタイプ（刺激性下剤）に大別される（**表5-19**）．グリセリン浣腸は両タイプを併せた治療法

と考えて差し支えない．重要な治療法なので別項目扱いとする（後述）．麻痺性イレウスや術後の腸管麻痺など特殊なケースに使用するコリン作動薬については第1章で紹介した．

1）機械的下剤

代表薬はマグネシウム製剤（酸化マグネシウム，硫酸マグネシウム）．これらは腸管から吸収されにくく腸内容物が体液と等張になるまで体水分を吸収し，結果的に腸内容物の容積は増大し柔らかくなる．習慣性が少なく比較的長期間の服用が可能．大量の水とともに服用するのがコツである．

2）刺激性下剤

代表薬はピコスルファート．内服後6～12時間して効いてくる．代表的な副作用は腹痛．ビサコジル坐剤も刺激性下剤の一種．直腸粘膜を直接刺激し排便反射を促す．

3）グリセリン浣腸

グリセリン浣腸は看護師国家試験にしばしば出題される．特に浣腸時の左側臥位は重要である（図5-9）．グリセリンは腸管壁の水分を吸収し便を軟化・潤滑化することによって排便を促進する．直腸粘膜も刺激する．高齢者では直腸内に便が溜り，それが石のようになって排便ができないことがある．糞便嵌頓 fecal compaction と呼ぶが，このような場合には，まず微温湯で浣腸し，しばらく待って便が軟らかくなってからグリセリンを用いる．おもな短所は耐性であり，使いすぎると効果が減弱する．また，腹圧をかけないで楽に排泄できるため，腹圧が減弱してしまい，むしろ便秘を助長することがある．

4）コリン作動薬

コリンエステラーゼ阻害薬ネオスチグミンは消化管機能低下による弛緩性便秘（術後の腸管麻痺，自律神経遮断による便秘）に適用される．術後消化管機能低下に対してはコリン作動薬ベサコリンも処方可能．おもな禁忌は前立腺肥大，心疾患，脳卒中後．

表 5-19　おもな便秘の治療薬（下剤）

分類	一般名	特徴
機械的下剤	酸化マグネシウム	水分保持作用により便の量を増し便意を促す
刺激性下剤	ピコスルファート	胃や小腸ではあまり分解されずに大腸に達し，大腸の腸内細菌叢由来の酵素により加水分解され，ジフェノール体と硫酸ナトリウムになる．このジフェノール体が大腸粘膜を刺激し排便を促進
	ビサコジル	坐剤．直腸粘膜を直接刺激し排便反射を促進
	センノシド	薬草センナからつくられる生薬，およびその主成分の総称

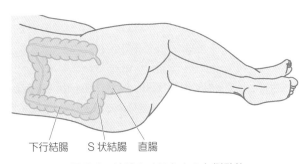

下行結腸　　S状結腸　直腸

図 5-9　浣腸をするときの左側臥位

症例 1 抗菌薬の「使いすぎ」による腸炎

　患者は 70 歳男性. 脊髄損傷後のリハビリ期間中に仙骨部の褥瘡が感染症を起こした. 各種抗菌薬を投与されたところ普通の止瀉薬では治らない持続性下痢を起こした. 便培養では *C. difficile* 陽性だったため, 抗菌薬の「使いすぎ」による腸炎の可能性が高いと判断された. 抗菌薬バンコマイシンの投与により軽快した.

症例 2 偽膜性大腸炎にメトロニダゾールを使用した例

　患者は脳梗塞既往歴のある 71 歳男性. 肺炎のため地域の基幹病院で加療した. 肺炎は完治したが廃用が進んだためリハビリ専門病院を紹介された. 入院して約 2 週間後に下痢が始まったため, ビスマス製剤, 乳酸菌製剤, ポリカルボフィルカルシウム, タンニン酸製剤などを投与したが効果がなかった. そのうちに便が水様になり, 糞便中 *C. difficile* 抗原が陽性化したため, 経口薬のバンコマイシンを投与する代わりに, メトロニダゾールを 14 日間投与したところ下痢が治まり, 抗原が陰性化した.

わんポイント　食中毒

　食中毒は食べ物によって発症する病気の総称である. 広い意味ではフグ毒やキノコ毒などによる中毒も含むが, 発生件数と患者数からいえば細菌とウイルスによるものが圧倒的多数派. 厚生労働省の統計によると, 2015 年 1 年間に 1,202 件の食中毒（患者数は約 2.3 万人）が発生し, このうち, 約 40%（481 件, 患者数は約 1.5 万人）がノロウイルス, 約 27%（318 件, 患者数は約 2,100 人）がカンピロバクターによる食中毒だった. 原因の第 3 位はサルモネラ. この場合の特徴は, 発生件数が少ない割に患者数が多い, つまり大勢が一度に罹患するということだ. O157 に代表される病原性大腸菌による食中毒は, 少なくとも統計上は少数派にすぎない. ただし, これらの大腸菌が分泌するベロ毒素が腸管の上皮細胞を傷害すると, 下痢便に血液が混じる出血性大腸炎を起こす. 病原体が何であれ, 食中毒に伴う下痢が疑われたときは止瀉薬の投与を避けるのが原則であり, 薬で下痢を止めると, 病原体を含んだ便の排泄が遅れるためである.

7. 麻痺性イレウス治療薬

　麻痺性イレウスは何らかの原因で腸管内容の通過障害が生じた病態である. 高齢者の場合, 数日間以上排便がなく, 腹部膨満や腸管グル音（お腹がグルグル鳴る音）の減弱が認められる場合は腸管麻痺（麻痺性イレウス）の可能性が高い. おもな症状は腹痛, 腹部膨満, 排便消失（便秘）, 排ガス停止, 嘔気・嘔吐など. 図 5-10 は麻痺性イレウスの腹部 X 線像である. 白く縁どられた無数の多角形陰影が認められ, 腸内にガスと糞便が貯まっているようだった. 聴診しても腸管グル音が聴こえなかった.

　麻痺性イレウスの治療のポイントは次のとおり.

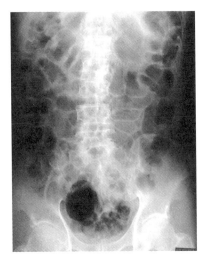

図 5-10　麻痺性イレウスの X 線写真

わんポイント　機能性ディスペプシア

　メトクロプラミド，ドンペリドン，モサプリドなどはイレウスに対しても処方する. ただし，本来は消化性潰瘍やがんのような基質的疾患がないのに，胃内容物停滞に基づく上腹部不定愁訴（腹部の膨満感，悪心・嘔吐，上腹部痛，食欲不振，便通異常など）が続く病態に対して用いる. わが国ではこれまでこうした病態は慣例的に慢性胃炎と呼ばれてきたが，最近は機能性ディスペプシア functional dyspepsia（FD）という.

8. 炎症性腸疾患の治療薬

　炎症性腸疾患 inflammatory bowel disease（IBD）は潰瘍形成を伴う慢性の腸炎の総称である. 代表的な病気は潰瘍性大腸炎とクローン病（表5-20）. 潰瘍性大腸炎は原因不明の難治性びまん性炎症性大腸疾患である. おもな腹部症状は下痢，粘血便，腹痛など. 緩徐に発症し，緩徐に進行するが，発症から 10 年を経た全大腸炎型の症例ではがん化リスクが高い. 治療方針は心身の安静と薬物療法である. 軽

症～中等症の薬物療法ではメサラジン，サラゾスルファピリジン，副腎皮質ステロイド薬などを選択する．難治例では血球成分除去療法，あるいは免疫抑制薬投与も行う．最近はインフリキシマブ，アダリムマブなどのモノクローナル抗体薬が選択される．クローン病は原因不明の慢性炎症性疾患である．**表5-20**に潰瘍性大腸炎との相違点や類似点をまとめた．再燃と寛解を繰り返し，難治性であるががん化リスクは低い．治療薬は潰瘍性大腸炎の場合とよく似ている．

表5-20　おもな炎症性腸疾患の治療薬

	潰瘍性大腸炎	クローン病
病変	ほぼ大腸に限局（直腸から口側に進む）	非連続性で消化管のどの部位でも起きる
炎症	粘膜まで	粘膜を超え筋層まで達する
内視鏡所見	びらん，浅い潰瘍	深い潰瘍
経過	緩徐に発症し，緩徐に進行する	寛解と再発を繰り返す
治療薬	メサラジン[*1]，サラゾスルファピリジン[*2]，ステロイド薬，抗体薬（インフリキシマブ[*3,4]など）	

[*1] メサラジンはアスピリン類似の構造をした化合物で，これが両疾患に対する有効成分である
[*2] サラゾスルファピリジンの構造はメサラジン＋スルファピリジン
[*3] インフリキシマブの標的は腫瘍壊死因子（TNF α）というサイトカイン
[*4] インフリキシマブは TNF αに対するモノクローナル抗体

F 腎臓にはたらく薬（利尿薬）

1. 確認事項と基礎知識

1分間に糸球体で濾過される血漿量を糸球体濾過量 glomerular filtration rate（GFR）と定義する．GFR 値は糸球体が正常に機能しているかどうかを判定する重要な指標である．成人の安静時心拍出量を5 L/分と仮定して，GFR 値を三段跳びの要領で数値計算してみよう．

一段：心拍出量5 L/分の約20%が腎臓に配分されるので安静時の腎血流量は約1 L/分．

二段：血液中の血漿量は55%なので，血流量を血漿流量に換算すると550 mL/分．

三段：糸球体ではその20%が濾過されるので，GFR = 550 mL/分 × 0.2 = 110 mL/分．

糸球体でつくられる原尿は毎分110 mL なので，1日（= 1,440分）では158,400 mL，つまり約160 Lとなる（110 mL/分 × 1,440分 = 158,400 mL）．成人の1日尿量は約1.5 L．つまり原尿の1%以下である．

2. 利尿薬

尿は腎臓でつくられる．その原料は血液を濾過した原尿．1日当たりつくられる原尿と尿の比率は，原尿の160 Lに対して尿は約1.5 L．つまり，原尿の99%以上が尿細管で再吸収されないと辻褄があわない．この再吸収を抑制して尿量をアップさせる薬が利尿薬である．おもな臨床応用は高血圧や浮腫（いわゆる腫み）の治療である．

1) バソプレシン関連薬

　バソプレシンの生理的作用は水の再吸収（体液保持作用 ＝ 抗利尿作用）と血管収縮（血圧上昇作用）である．バソプレシンは腎集合管上皮細胞にある受容体に結合し，細胞内情報伝達系を介して，細胞質内に待機している水チャネル（アクアポリン）を細胞膜内に移動させる．水チャネルが細胞膜に組み込まれると，原尿中の水分が集合管の管腔内から上皮細胞内へ，さらに上皮細胞内から血管内へ膜輸送されるというしくみである．

　最近，バソプレシンの受容体への結合を選択的に阻害するトルバプタン，モザバプタンなどの受容体遮断薬が開発された（表5-21）．

2) アルドステロン関連薬

　ナトリウムの再吸収を調節している鉱質コルチコイド（アルドステロン）は，尿細管（および集合管）上皮細胞の鉱質コルチコイド受容体に作用して，いろいろなタンパク質の発現を調節する．利尿に関連するおもなタンパク質はナトリウムポンプとナトリウムチャネル．ナトリウムチャネルは第1章で説明した上皮性ナトリウムチャネル（略語はENaC，イーナックと発音）である．これらの作用により尿細管（および集合管）の管腔側から上皮細胞内へ，さらに上皮細胞内から血管内へナトリウムを膜輸送する．抗アルドステロン薬（スピロノラクトン）はアルドステロンと鉱質コルチコイド受容体の結合を阻害して，ナトリウムの膜輸送を阻害する．ナトリウムは水を保持する作用があるため，ナトリウムの再吸収が阻害

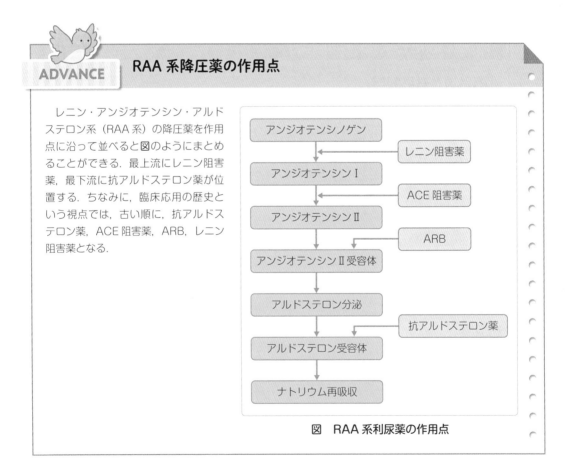

ADVANCE

RAA系降圧薬の作用点

　レニン・アンジオテンシン・アルドステロン系（RAA系）の降圧薬を作用点に沿って並べると図のようにまとめることができる．最上流にレニン阻害薬，最下流に抗アルドステロン薬が位置する．ちなみに，臨床応用の歴史という視点では，古い順に，抗アルドステロン薬，ACE阻害薬，ARB，レニン阻害薬となる．

```
アンジオテンシノゲン
        ↑ ←――――――  レニン阻害薬
アンジオテンシンⅠ
        ↑ ←――――――  ACE阻害薬
アンジオテンシンⅡ
        ↓ ←――――――  ARB
アンジオテンシンⅡ受容体
        ↓
アルドステロン分泌
        ↓ ←――――――  抗アルドステロン薬
アルドステロン受容体
        ↓
ナトリウム再吸収
```

図　RAA系利尿薬の作用点

されると水の再吸収も低下し，尿量が増すというメカニズムである．スピロノラクトンは性ホルモン受容体にも結合してしまい，その結果，女性化乳房などの副作用を起こす.

3) フロセミドとトリクロルメチアジド

尿細管上皮細胞にはナトリウムポンプ以外にもいろいろなタイプのナトリウム輸送体が発現している．具体的には第1章で紹介したキャリア（SLC）である．これらをブロックする薬がフロセミドとトリクロルメチアジドである（表5-21）.

4) 炭酸脱水酵素阻害薬

表5-21中の最下段にリストアップしたアセタゾラミドは尿細管，特に近位尿細管で上皮細胞の二酸化炭素代謝を抑制する．具体的には炭酸脱水酵素の抑制により，次の反応を抑制する.

$$CO_2 + H_2O \longrightarrow H^+ + HCO_3^-$$

この結果，水が体内に保持される.

表5-21　おもな利尿薬

作　用	薬　名	おもな副作用
抗バソプレシン	トルバプタン	―
	モザバプタン	
抗アルドステロン	スピロノラクトン	高カリウム血症，女性化乳房
ナトリウム再吸収阻害	フロセミド	低カリウム血症
	トリクロルメチアジド	
炭酸脱水酵素阻害	アセタゾラミド	―

ADVANCE　近位尿細管における薬の分泌

腎臓のナトリウム輸送体は尿細管上皮細胞の管腔側膜に発現している．フロセミドとトリクロルメチアジドは近位尿管で血管内から原尿中に分泌され，下流の管腔側膜に発現しているナトリウム輸送体を遮断する．効率という観点からは理にかなったしくみだ．アセタゾラミドも近位尿管で血管内から原尿中に分泌される．ターゲットの炭酸脱水酵素は近位尿管上皮細胞の管腔側膜の表面にある．つまり，分泌された部位＝作用する部位という関係だ.

G　泌尿器系にはたらく薬

1. 確認事項と基礎知識

まず膀胱と尿道括約筋の解剖について図5-11をみてみよう．膀胱は袋状の構造物で，その壁には消化管壁と同じく平滑筋層がある．内尿道括約筋も平滑筋でできている．これらは随意的に収縮させることができない筋肉（不随意筋）で自律神経系から支配される．神経の名称は下腹神経（交感神経系）と骨盤神

経（副交感神経系）．一方，外尿道括約筋は骨格筋で，陰部神経（運動神経系）から支配される．運動神経から支配されるため，随意的，つまり自らの意思で収縮させることができる．前立腺については後述する．なお，膀胱壁平滑筋は膀胱排尿筋とも呼ばれる．

次に排尿の神経機序について説明する．交感神経（下腹神経）は膀胱と尿道に分布し伝達物質ノルアドレナリン（NAd）を使って蓄尿的に作用する．膀胱では β 受容体を介して膀胱排尿筋を弛緩させ，内尿道括約筋や前立腺では α 受容体を介して平滑筋を収縮させる．副交感神経（骨盤神経）はコリン作動性神経で，伝達物質アセチルコリン（ACh）を使って排尿的に作用する．膀胱ではムスカリン性受容体（mAChR）を介して膀胱排尿筋を収縮させ，

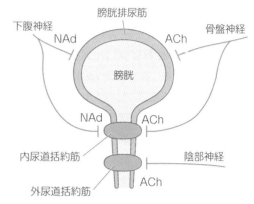

図 5-11　排尿の神経性調節

この図では割愛しているが，膀胱壁には膀胱内圧を感知する迷走神経の知覚枝が分布している．感じ取った情報は骨盤神経内を走行する知覚枝により排尿中枢に伝えられる．
ACh：アセチルコリン，NAd：ノルアドレナリン

内尿道括約筋では同じく mAChR を介して平滑筋を弛緩させる．運動神経（陰部神経）は仙髄から出て外尿道括約筋に分布している．ニコチン性受容体（nAChR）を刺激して外尿道括約筋を収縮させ蓄尿的に作用する．

ここまでの記述は**表 5-22** のようにまとめることができ，その内容を蓄尿と排尿という切り口から再編成すると**表 5-23** のようになる．**図 5-12** は**表 5-23** を運動神経の興奮と膀胱内の圧力（膀胱内圧）の相関という切り口から模式化したものだ．

表 5-22　泌尿器系各筋肉のまとめ

組　織	神　経	受容体	反　応	機　能
膀胱排尿筋	交感神経	β	弛緩	蓄尿
	副交感神経	mAChR	収縮	排尿
内尿道括約筋	交感神経	α	収縮	蓄尿
	副交感神経	mAChR	弛緩	排尿
外尿道括約筋	運動神経	nAChR	収縮	蓄尿

表 5-23　泌尿器系各筋肉のまとめ（蓄尿と排尿）

	蓄尿期	排尿期
膀胱排尿筋	弛緩	収縮
内尿道括約筋	収縮	弛緩
外尿道括約筋	収縮	弛緩

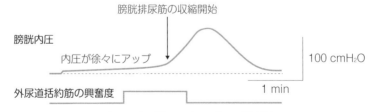

図 5-12　排尿メカニズムの模式図

内圧アップを感知した迷走神経知覚枝がその求心情報を排尿中枢に伝達する．その情報に基づいて最初は交感神経が，少し遅れて運動神経が興奮し，互いに協力して蓄尿するわけだ．

2. 泌尿器系の治療薬総論

　下部尿路の生理機能は「ジワジワ溜めてサッと出す」こと．この機能が障害された病態を一括りにして排尿障害と呼ぶが，症状はさまざまである．おもな症状は尿が出にくい（排尿障害），尿漏れ（尿失禁），回数が多い（頻尿），排尿時の痛み（排尿時痛），尿意が突然来てトイレまで間に合わない（尿意切迫感），尿を出し切れない感じ（残尿感），尿線が途切れる（尿勢低下）など．排尿障害のうち蓄尿期に問題がある病態には膀胱排尿筋の収縮を抑制する薬を選択する．表5-22と表5-23を使って考えると，選択可能な薬は副交感神経を抑制する抗コリン薬，内尿道括約筋の収縮を促進したいときには交感神経を刺激するα受容体刺激薬という具合に薬を選ぶ．抗コリン薬とα刺激薬の併用という選択肢も当然ある．排尿障害のうち排尿期に問題がある病態には上記と逆の選択をする．具体的には副交感神経促進効果のある薬，および交感神経抑制効果のある薬を選ぶ．

　前立腺肥大症は高齢男性の排尿障害では最も頻度の高い病気である．発症メカニズムの詳細は不明だが，リスクファクターは加齢と男性ホルモンだと考えられている．排尿障害は肥大した前立腺による尿路の圧迫である．おもな症状は尿勢低下と残尿感．薬物治療にはα受容体遮断薬が選択される．

　過活動膀胱は尿意切迫感を必須とした症候群で，頻尿を伴う．経験的に抗コリン薬が有効とされている．ただし，抗ムスカリン作用により口渇，便秘などの副作用が出現する．

3. 膀胱排尿筋弛緩薬

　おもに頻尿に対して処方されるが，第一選択薬はオキシブチニン，プロピベリン，ソリフェナシンなどの抗コリン薬である．おもな副作用は抗ムスカリン作用（口渇，便秘など）．抗コリン薬以外ではフラボキサートが挙げられる．膀胱排尿筋に直接作用しカルシウム拮抗作用により平滑筋収縮を抑制する．

4. 膀胱排尿筋収縮力増強薬

　排尿障害には副交感神経促進効果のある薬を選択する．ムスカリン性受容体刺激薬のベタネコール，抗コリンエステラーゼ薬のジスチグミンやネオスチグミンなどが挙げられる．

5. 前立腺肥大症に伴う排尿障害治療薬

　α受容体遮断薬（プラゾシン，タムスロシン）が第一選択薬だが，めまい・立ちくらみなど血圧低下に関係する副作用，あるいは血圧低下による反射性頻脈などに注意する必要がある．

　外尿道括約筋は骨格筋である．したがって，骨格筋弛緩薬（中枢性・末梢性）が筋弛緩効果を介して，外尿道括約筋のレベルで尿道抵抗を低下させることが期待される．軽度の前立腺肥大症に対して投与が可能．勃起不全症治療薬，つまりcGMP分解酵素阻害薬は，前立腺肥大症の治療薬としても注目されている．作用機序はcGMP上昇による平滑筋弛緩＝下部尿路症状改善である．

6. 頻尿治療薬としての三環系抗うつ薬

イミプラミン，アミトリプチリンに代表される三環系抗うつ薬は，薬理作用は詳しく解明されていないが，膀胱の収縮には抑制的に，尿道の収縮には促進的に作用するため，夜尿症の治療に古くから使われてきた．つまり効能としては蓄尿効果があると考えられている．神経性頻尿にも有効．おもな副作用は口渇，ふらつき，眠気，便秘などの抗コリン作用．したがって，抗コリン薬類似の薬ともいえる．

7. 前立腺がんに対する治療薬

第3章でも述べたように，前立腺がんに対する治療方針は「抗アンドロゲン」である．選択肢はアンドロゲン受容体拮抗薬，LH-RH受容体拮抗薬，および抗アンドロゲン薬（LH-RHアナログ）である（表5-24）．LH-RHアナログはLH-RHに似せてつくられた化合物で（LH-RH受容体を介する）性ホルモン分泌刺激作用はLH-RHより強い．これがどうして「抗アンドロゲン」なのかという理由は単純ではないが，第2章のコカインとドパミン受容体の項で説明した「過度の受容体刺激による受容体のダウンレギュレーション」が生じる結果だと解釈されている．受容体のダウンレギュレーションが生じると，最終的に睾丸を摘出したのと同じ効果が得られる．最後に関連する国家試験過去問を例題として解いてみよう．

表 5-24　おもな前立腺がん治療薬

種　類	薬　名	備　考
アンドロゲン受容体拮抗薬	クロルマジノン	ステロイド性抗アンドロゲン薬
	ビカルタミド	非ステロイド性抗アンドロゲン薬
抗アンドロゲン薬（LH-RHアナログ）	ゴセレリン	最終的に睾丸を摘出したのと同じ効果になる
	リュープロレリン	
LH-RH受容体拮抗薬	デガレリスク	LH-RHがLH-RH受容体に結合するのを阻害する

例題　（看護師国家試験第104回午後問題34）

前立腺癌の治療薬はどれか．
1）インターフェロン
2）α交感神経遮断薬
3）抗アンドロゲン薬
4）抗エストロゲン薬

解　説

正解は抗アンドロゲン薬である．この問題のように薬の「名前」ではなくて「種類」を知っていることが求められる場合も多い．ちなみに，インターフェロンはウイルス性肝炎や白血病，α交感神経遮断薬は高血圧や排尿障害，抗エストロゲン薬は乳がんの治療に用いられる．

正解　3

章 末 問 題

① 心房細動で発症リスクが高まるのはどれか

（第 99 回 午後 71）

1）脳梗塞
2）脳出血
3）心筋炎
4）心外膜炎
5）心内膜炎

② ニトログリセリンの副作用はどれか

（第 100 回 午後 17）

1）多尿
2）易感染
3）血圧の低下
4）消化管からの出血

③ 昇圧作用があるのはどれか

（第 101 回 午前 15）

1）インスリン
2）ワルファリン
3）アドレナリン
4）ニトログリセリン

④ ワルファリンと拮抗作用があるのはどれか

（第 102 回 午前 23）

1）ビタミン A
2）ビタミン C
3）ビタミン D
4）ビタミン E
5）ビタミン K

⑤ 生体内で生じた血栓を溶解するのはどれか

（第 95 回午後 2）

1）トロンボプラスチン
2）カルシウムイオン
3）プラスミン
4）トロンビン

（カッコ内は看護師国家試験の出題回と問題番号）

その他の薬

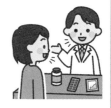

はじめに

　第6章ではまず水や電解質の補充を主目的とした電解質輸液と，栄養補給を主目的とした栄養輸液について学ぶ．水溶液の代わりに血液を点滴すれば輸血だが，これについては割愛した．次に生薬を中心にした整腸薬．ここでは漢方薬についても簡単に紹介している．最後に酸素療法，および在宅酸素療法について学ぶ．

A 輸液（補液）

　輸液とは電解質水溶液などを点滴投与するという意味である．広義には注射という手段を使った治療法の1つ．補液は体液を「補う」という意味．輸液とは多少ニュアンスが違うが，本書では同意義語として話を進める．輸液は水や電解質の補充を主目的とした電解質輸液と，栄養補給を主目的とした栄養輸液（糖質輸液，アミノ酸輸液，脂肪輸液など）に分かれる．

1. 確認事項と基礎知識

　血液は体重の約8%の重さを占める．体重が50 kgなら4 kg（∵ 50 × 0.08 = 4 kg）．血液は細胞成分と液性成分に分かれる（**図6-1**）．液性成分が血漿．英語ではプラズマ plasma という．血漿は血液の体積の約55%を占める．血漿中には糖質，タンパク質，脂質，電解質などが溶媒として溶けている．溶質としての水分は約90%（重量%）．電解質の分布は細胞内外で不平等（**図6-2**）．ナトリウムイオン

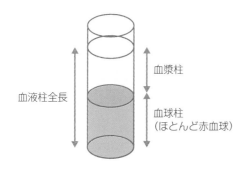

図6-1　血漿

少量の血液を入れ，片側を密封したガラス管を遠心器に装着し，遠心力によって血液が一定体積に詰め込まれた状態の模式図である．血液柱全長に対する血球柱の高さの割合がヘマトクリット値．単位は%．

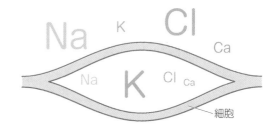

図6-2　体液の組成

文字の大きさでイオン濃度を表現した．

とクロライドイオンは細胞外液中に多く，カリウムイオンは細胞内液中に多い．よく「塩と水さえあれば数日間は生きていける」といわれる理由はここにある．カルシウムイオンは細胞外液中に少ないが，細胞内液中にはもっと少ない．

　人体に占める水の割合は体重当たり約60％（小児は70〜80％，高齢者50％）．60％の内訳は細胞内が35％で，細胞外が25％（**図6-3**）．細胞内 ＞ 細胞外という関係が重要である．細胞外にある25％のうち，血漿はわずか4.5％．体重が50 kgなら2.25 kg（∵ 50 × 0.045 ＝ 2.25 kg）．p.131で計算した全身の血液量4 kgと血漿2.25 kgの差である1.75 kgが細胞成分ということになる．血漿の比重は約1.03（小数点第3位以下は値に幅があるので，本書では小数点第2位までとした）．もし上記の血漿の重量2.25 kgを比重1.03で割り，さらに小数点第3位で四捨五入したとすれば，その値2.18（単位はL）が血漿の体積である．

　ヒトは1日に約2.5 Lの水分を出し入れする（**図6-4**）．ヒトの血漿の浸透圧は約285 mOsm（ミリオスモルという単位．詳細はp.155，ADVANCE「生理食塩水の浸透圧」参照）．0.9％塩化ナトリウム水溶液（食塩水）の浸透圧とほぼ等しい．0.9％食塩水が「生理（的）」食塩水と呼ばれる理由である．医療機関では生理食塩水（液）を生食と略しても通用する．5％ブドウ糖水溶液の浸透圧も血漿のそれとほぼ等しい．

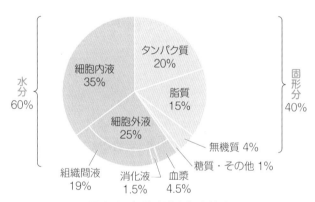

図6-3　細胞内液と細胞外液

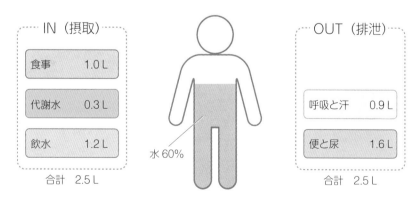

図6-4　水のIN & OUT（1日当たり）

左カラムがイン，右カラムがアウト．両者ともその合計は2.5 L.

2. 輸液の目的

輸液の目的は大きく分けて以下の3つである.

目的

① 体液管理：水と電解質の補充や補正，循環血液量の維持，酸塩基平衡の補正.
② 栄養補給：エネルギー源（糖，タンパク質，脂肪）の確保，タンパク質合成の維持.
③ 薬剤投与ルートの確保.

3. 輸液の適応

輸液を必要とするのは以下のような場合である.

適応

① 脱水状態（下痢，嘔吐など）.
② 急激な出血などによる循環血液量の不足.
③ 食事ができないとき（経鼻胃管，経胃瘻，経腸瘻の場合も含む）.

4. 電解質輸液製剤

本項では基本製剤として重要な2グループ6種類のみを選抜して紹介する. 具体的には，電解質の濃度が血漿とほぼ等しい等張電解質液（4種類），電解質の濃度が血漿より低い低張電解質液（2種類）である.

1）等張電解質液（表6-1）

このグループに属する輸液は，投与した水分が細胞内に移動することなく細胞外に留まり，細胞外液量を増やす. 細胞外液を補充したいときに適応する.

このグループの基本液は生理食塩水（生食）. 生理的という意味は「1. 確認事項と基礎知識」で説明したが，等張電解質液はクロライドイオン濃度が高い. その意味ではむしろ非生理的である. 生食にカリウムとカルシウムを加えた液をリンゲル液という（図6-5）. 生理食塩水との浸透圧比はほぼ1. その意味では生理的だが，クロライドイオン濃度に関しては依然として非生理的. リンゲル液に乳酸（28 mEq）を加え，等量の塩化ナトリウムを減じた液を乳酸リンゲル液という. 浸透圧比に関してもクロライドイオン濃度に関しても生理的である（乳酸リンゲル液 1,000 mL 中のナトリウム量の計算方法につい

表6-1 等張電解質液（細胞外液補充液）の組成

分　類	電解質（mEq/L）					糖	
	Na	K	Ca	Cl	乳酸	w/v%	kcal/L
生理食塩水	154	—	—	154	—	—	—
リンゲル液	147	4	5	156		—	—
乳酸リンゲル液	130	4	3	109	28	—	—
乳酸リンゲル糖加液	130	4	3	109	28	5	200

ては ADVANCE「乳酸リンゲル液 1,000 mL 中のナトリウム当量の計算」を参照のこと）．さらに，乳酸リンゲル液に 5%糖を加えた液が乳酸リンゲル糖加液．添加された糖の影響で，浸透圧は生理食塩水よりかなり高いのが特徴である．ただし，糖が速やかに代謝された後は糖を加える前の液，つまり乳酸リンゲル液に戻ると考える．乳酸の代わりに，酢酸や炭酸水素ナトリウム（重曹）を使用した製品もある．糖はグルコース，ソルビトール，マルトースのいずれか．生理食塩水と 5%ブドウ糖液を 1 対 1 で混合した液をハーフセーリン half saline（1/2 生理食塩水）と呼ぶ．

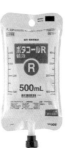

組成：1 袋（500mL）中[1]	
塩化ナトリウム	3.0 g
塩化カリウム	0.15 g
塩化カルシウム水和物	0.1 g
L-乳酸ナトリウム	1.55 g
マルトース水和物	25 g

電解質濃度[2]	
Na^+	130 mEq/L
K^+	4 mEq/L
Ca^{2+}	3 mEq/L
Cl^-	109 mEq/L
L-Lactate$^-$	28 mEq/L

図 6-5　乳酸リンゲル糖加液の組成（添加した糖はマルトース）

[1] 点滴パック 1 袋（500mL）中のグラム表示．パックの容量が倍（1 パック 1,000mL 入りという意味）になると，グラム数も倍になる．
[2] 濃度表示なのでパックが 1,000mL になっても数値は同じだ．

（株式会社大塚製薬工場 提供）

ADVANCE　乳酸リンゲル液 1,000 mL 中のナトリウム当量の計算

　乳酸リンゲル液中ではナトリウムは塩化ナトリウムと乳酸ナトリウムに含まれている．まず塩化ナトリウムに含まれているナトリウムの当量を計算してみよう．1 L 中の塩化ナトリウムの質量は 6 g，塩化ナトリウムの分子量 58.4．計算式は，6 ÷ 58.4 = 0.1027（単位はモル）．ナトリウムは 1 価のイオンなので，1 モル = 1 当量．したがって，0.1027 モル = 0.1027 当量 = 102.7 ミ

リ当量，という計算結果が得られる．乳酸ナトリウムに含まれているナトリウムについても同じような考え方で計算すると 27.7 ミリ当量が得られる．最後に両者を合計すると，102.7 + 27.7 = 130.4（単位はミリ当量）．小数点第 1 位を四捨五入した値は 130．これが本文の表 6-1 に 130 と記入されている理由だ．

表　乳酸リンゲル液中のナトリウム含有量（パック容量は 1,000 mL）

成　分	重量（g）	当量（mEq）	モル質量（g/mol）
塩化ナトリウム	6	102.7	58.4
乳酸ナトリウム	3.1	27.7	112

シドニー・リンガー

1800年代の終わりごろ，英国の生理学者であるSydney Ringerがカエルの摘出心臓を生理的食塩水で灌流していると，まもなく心臓の拍動がストップしてしまった．ところが，お弟子さんが実験すると心臓はいつまでも拍動を続けた．生理食塩水を作る際に，先生はキチンと蒸留水を使ったのに対して，お弟子さんは誤って水道水を使っ

たのだ．そこで先生はピンときた．実は水道水中に混入していた微量のカルシウムとカリウムが必要だったのだ．この失敗談をキッカケにして処方されたのがリンゲル液．今でも点滴液の基本はこのリンゲル液だ．もちろん現在では，カエルなどの両生類用ではなくて哺乳類用に微調整されている．

2）低張電解質液（表6-2，図6-6）

低張電解質とはナトリウムとクロライドの濃度が生理食塩水より低いという意味である．グルコースを添加することで浸透圧を調整しているが，グルコースが細胞内に取り込まれて消費されてしまうと，低浸透圧液に変化するため，投与された水分は細胞内にも分布する．ナトリウムとクロライドの濃度を減らす度合いにより，4種類に分かれる．その中で低電解質度が3番目に大きな液が最も頻繁に利用される．4.3%糖加型と10%糖加型の組成を表6-2に紹介するが，ナトリウムとクロライドの濃度は生理食塩水の2割程度しかない．リンゲル液系統と違い大多数の製品にカルシウムが添加されていないのも特徴である．

表6-2　低張電解質液

	電解質（mEq/L）				ブドウ糖		備考
	Na	K	Cl	乳酸	w/v%	kcal/L	
4.3%糖加型	35	20	35	20	4.3	172	―
10%糖加型	35	20	38	20	10	400	高カロリー型

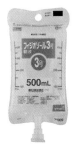

組成：1袋（500mL）中
塩化ナトリウム　　0.45 g
塩化カリウム　　　0.745 g
L-乳酸ナトリウム　1.120 g
塩化マグネシウム　0.152 g
ブドウ糖　　　　　50 g

図6-6　10%糖加型の製品

パック全体の写真と印字された成分一覧部分の拡大．表6-1と比較するとナトリウムの量が4分の1程度（130～154 mEq vs 35 mEq）しか入っていないことがわかる．ナトリウム量の計算方法はp.134，ADVANCE「乳酸リンゲル液1,000 mL中のナトリウム当量の計算」を参照．　　　　　　　　　　　　　　　　（株式会社大塚製薬工場 提供）

医療現場で使われる「ワンショット」の意味

　ワンは「1回」，ショットは「注射」である．目安としては20 mL以内なら注射，100 mL以上なら点滴．代表的な使い方としては，「点滴用　ルートの途中から5 mLの薬液をワンショットで投与」など．

5. 栄養輸液

　栄養補給を目的とした栄養輸液はその投与ルートにより2種類（末梢静脈栄養法，高カロリー栄養法）に，その組成により4種類（糖質輸液，アミノ酸輸液，脂肪輸液，高カロリー輸液）に大別される．

1）末梢静脈栄養法

　末梢静脈栄養法 peripheral parenteral nutrition（PPN）は数日間～2週間という比較的短期間の栄養補給を目的に実施される．四肢の末梢静脈に専用カテーテルを挿入し，浸透圧が3以下の栄養液を点滴静注する．現在もっとも多用されているPPN用輸液には糖質，電解質，アミノ酸，ビタミンなどがバランスよく配合されている．

2）高カロリー栄養法

　長期間の栄養補給を目的に実施される．通常は1ヵ月間程度．中心静脈に挿入した専用カテーテルを利用して浸透圧の高い栄養液を持続点滴する方法である．略語はTPN（total parenteral nutrition）だが，中心静脈を利用した栄養法という意味のIVH（intravenous hyperalimentation，中心静脈栄養法）も使われる．むしろIVHの方が普及しているかもしれない．一般に低濃度の糖，アミノ酸液，脂肪乳剤は末梢血管から，高濃度の糖，アミノ酸液は中心静脈からの投与が基本である．

3）糖質輸液（注射用グルコース水溶液）

　表6-3にブドウ糖（グルコース）輸液の一覧を示す．グルコース濃度は，5%から50%まで5段階に分かれる．脱水時，特に水欠乏時の水分補給には5%液が最適である．浸透圧は血漿のそれとほぼ同等（浸透圧比約1）だが，グルコースが速やかに代謝された後は単なる蒸留水である．通常成人1回500～1,000 mLを点滴する．循環虚脱，低血糖時の糖質補給，高カリウム血症，心疾患，その他，非経口的に水・エネルギーを補給するときには10～50%液を選択する．通常成人1回20～500 mLを静脈内注射する．注射薬を溶解希釈するときには5%から50%までどの濃度の液でも使用可能である．

　グルコースの代わりに，フルクトース，マルトース，ソルビトール，キシリトールを使った糖質輸液もある．代表例は5%キシリトール液．糖尿病患者の水・エネルギー補給に最適である．

4）アミノ酸輸液

　表6-4に現在もっとも多用されているPPN用輸液の組成を示す．糖質，電解質，アミノ酸，ビタミンなどがバランスよく配合されているが，欠点が2つ．熱量不足と必須微量元素の不足である．

表 6-3　おもなブドウ糖液

糖　液	糖量／容量	熱　量
5%液	1 g/20 mL	4 kcal
	5 g/100 mL	20 kcal
	25 g/500 mL	100 kcal
10%液	2 g/20 mL	8 kcal
	50 g/500 mL	200 kcal
20%液	4 g/20 mL	16 kcal
40%液	8 g/20 mL	32 kcal
50%液	10 g/20 mL	40 kcal

表 6-4　PPN 用輸液の組成

成　分		量 /1,000 mL
電解質	Na$^+$	35 mEq
	K$^+$	20 mEq
	Mg^{2+}	5 mEq
	Ca^{2+}	5 mEq
	Cl$^-$	35 mEq
	SO$_4^{2-}$	5 mEq
	acetate$^-$	16 mEq
	L-lactate$^-$	20 mEq
	citrate^{3-}	6 mEq
	P	10 mM
	Zn	5 μM
糖　質	グルコース	75 g
アミノ酸	ロイシンなど 22 種類	30 g
ビタミン	チアミン	1.5 mg

ビーフリード®の例.
総熱量：420 kcal, 浸透圧比：約 3

5）脂肪輸液

脂質は 1 g 当たりのエネルギー量が 9 kcal もあるので，効率の高い栄養補給が可能である．アミノ酸輸液の欠点を補うため，PPN 用輸液メニューに追加される．たとえば 20%脂肪乳剤 100 mL だと 180 kcal（実際には添加物などにより 20 kcal が追加されるので合計で約 200 kcal/100 mL）になるため，表 6-4 に示した PPN 用輸液に 20%脂肪乳剤 100 mL を 1 本追加すると 1 日 620 kcal の補給が可能．

6）高カロリー輸液

糖，アミノ酸，脂肪の 3 つを補給できる高カロリー輸液がある．高カロリー輸液製剤は高濃度のブドウ糖を含むことが多く，中心静脈経路からの投与が原則だ．主成分の違いにより以下のように 5 種類に大別される．

高カロリー輸液

① 糖＋電解質をベースにしたもの．
② 糖＋電解質＋アミノ酸をベースにしたもの．
③ 糖＋電解質＋アミノ酸＋ビタミンをベースにしたもの．
④ 糖＋電解質＋アミノ酸＋ビタミン＋必須微量元素をベースにしたもの．
⑤ 糖＋電解質＋アミノ酸＋脂肪乳剤をベースにしたもの．

ADVANCE 注射処方箋でみる略語

　英語の略語が記入されている注射処方箋を渡されてまごつかないためにも注射／輸液に関する必要最低限の略語とその意味を覚えよう（**表**）．

表　略語とその意味

略　語	意　味	解　説
PPN	末梢静脈栄養法	peripheral ＝ 末梢の，parenteral ＝ 非経口の，注射の
TPN	高カロリー栄養法	total ＝ 完全な（TPN と IVH はほぼ同意義）
HPN	在宅静脈栄養法	home ＝ 在宅の（在宅中心静脈栄養法とも呼ばれる）
IVH	中心静脈栄養法	intravenous ＝ 静脈内の，hyper-alimentation ＝ 高カロリー栄養
CVC	中心静脈カテーテル	central venous ＝ 中心静脈の，catheter ＝ カテーテル
IV	静脈注射	intravenous ＝ 静脈内の
DIV	点滴静注	drip IV の略，drip ＝ ドリップ（例　ドリップコーヒー）
IM	筋肉注射	intramuscular ＝ 筋肉内に
SC/sub-q	皮下注射	subcutaneous ＝ 皮下の

B お腹を整える薬

1. 確認事項

　ここで紹介する薬用化学物質のほとんどすべては高校理科の学習範囲外なので，初めて聞く物質が多いかもしれない．

2. タンニン

　タンニン tannin は栗の渋皮や渋柿*の渋味成分（ポリフェノール類）である（**図 6-7a,b**）．皮をなめし（tanning）て革にするのに使われたことからタンニンと呼ばれているが，化学的な名称ではない．ポリフェノール類がタンパク質に結合して収斂するので渋く感じるのだ．この性質を応用して作られた医薬品がタンニン酸アルブミンで，下痢止めとして処方される（**図 6-7c**）．タンニン酸アルブミンはタンニン酸とタンパク質（乳性カゼイン）との化合物で，水に溶解しないため，口腔，胃ではタンニン酸の収斂作用は現れず，膵液により徐々に分解してタンニン酸を遊離して，全腸管にわたって緩和な収斂作用を及ぼす．胃腸障害を起こしにくい安全性の高い薬だが，乳性カゼインが含まれているので，牛乳アレルギーのある人には投与してはいけない．

---

*渋柿：渋柿の果汁を「柿渋」といい，タンニンに富む．昔は防腐剤として珍重された．柿渋を紙に塗ったものを「渋紙」といい，水に強いので，和傘，提灯などに利用される．

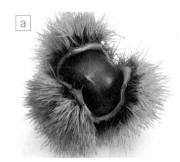
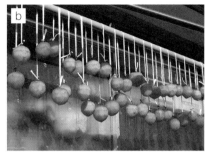
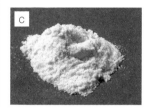

図 6-7　左から順に，栗，干し柿，タンニン酸アルブミンの粉末

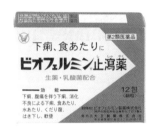

図 6-8　タンニン酸アルブミンを配合した止瀉薬

（ビオフェルミン製薬株式会社 提供）

表 6-5　ビオフェルミン®止瀉薬の成分

成　分	含　量	はたらき
タンニン酸アルブミン（タンナルビン）	2,700 mg	弱った腸粘膜を保護する
ゲンノショウコエキス（生薬エキス）	600 mg	民間薬として下痢止めに用いられ，いたんだ腸粘膜を保護する
ロートエキス（生薬エキス）	33 mg	腹痛を伴う下痢のときに異常にたかまった腸の動きを抑える
フェーカリス菌末（乳酸菌）	180 mg	下痢，軟便のときに乱れた腸内細菌叢のバランスを整える

3 包 3.6 g 中の成分.

タンニン酸アルブミンを配合した止瀉薬

　タンニン酸アルブミンに生薬と乳酸菌を加えた止瀉薬があり広く利用されている．商品名はビオフェルミン®止瀉薬（**図 6-8**）．**表 6-5** はその成分一覧．ゲンノショウコはタンニンに富んだ薬用植物で，特にその地上部（葉と茎）はタンニン酸が主成分．両者を合計すると 3.3 g（3.6 g 中），つまり，この薬の大部分はタンニン酸であることがわかる．ロートエキスはアトロピン，スコポラミン，ヒヨスチアミンなどのベラドンナアルカロイドを含んだ生薬製剤である．抗コリン作用により胃液分泌と腸管運動を抑制する．

3. ビスマス

　ビスマス（蒼鉛）は金属元素（元素記号 Bi）で，一般的にはあまり知られていないが，医薬品，化粧品，新素材などの分野で幅広く利用されている（**図 6-9a**）．**図 6-9b** は石英の塊だが，灰色帯状の部分にビスマスが含まれている．蒼鉛といわれる理由は鉛に似て非常に重い（ただし色は少し淡い）からだが，実際ウランやトリウムを除けば地球上で最も重い金属元素の一つである．鉱物界には鉛と蒼鉛以外にもう 1 つ鉛のついた金属があり，それが**図 6-9c** に示したモリブデン（水鉛）だ．このような金属が薬に含まれているとは驚きである．ビスマスは，タンニンに似て，腸内でタンパク質と結合して粘膜表面に難溶性の被膜を形成し，粘膜からの分泌を抑制する．これが下痢止め効果を発揮する（**図 6-9c**）．適応はタ

ンニンやビオフェルミンなどが効かない難治性下痢. 一般的な処方は次硝酸ビスマスとして2gを1日2回分服. ビスマスは重金属の一般的特性として神経系に悪影響を及ぼす. 中毒症状としては不安増強, 胃部不快感, 記憶力減退, 頭痛, 無力感, 注意力低下などが報告されているが, 通常量（1日量2g程度）を数日以内の服用に留める限り, 特に問題はない.

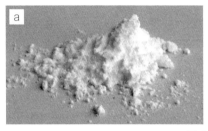
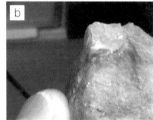
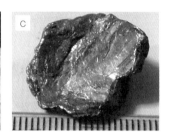

図6-9　鉱物の医薬品への応用

a. 次硝酸ビスマスの粉末, b. ビスマス, c. モリブデン

4.　センナ

　マメ科植物センナ（学名は *Senna alexandrina*, 和名は番瀉葉）は便秘薬センノサイドの原料だ. 生葉に含まれるセンノサイドAおよびBなどに瀉下作用（下剤効果）がある. **図6-10**は処方箋なしでも購入できる第2類医薬品センナである. ティーバッグタイプだが, 中味（細かく刻んだ葉）を取り出して撮影した. ちなみに, センナの名前は看護師国家試験問題文中で使われたことがある（第101回午後問題57）.

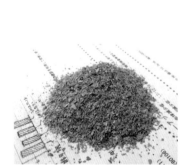
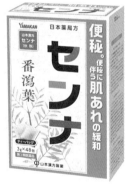

図6-10　生薬センナ

（右の写真は山本漢方製薬株式会社 提供）

5.　センブリ（図6-11）

　センブリは日本全土の山野に自生する2年草で, 煎じて飲むと消化不良, 食欲不振, 胃痛, 腹痛, 下痢などに効果がある. 漢字表記では「千振」, 生薬名は当薬. 千振とは千回振り出しても（煎じても）まだ苦味が残っているという気持ちが込められた命名. また, 当薬とは「まさ（当）に薬」の意味からきたもので, 良く効くことを意味している. 乾燥した全草を粉末にして, 1日3回耳かき一杯ぐらいを内服する. 煎剤として使用する場合は, 乾燥したセンブリ1〜2本を

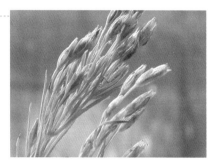

図6-11　センブリ

そのまま折って，茶わんに入れ，熱湯を注ぎ，苦味成分が溶け出してから冷やして飲む.
センブリ配合の健胃消化薬（苦味薬＋消化薬）

苦味薬はおもに薬用の生薬. 舌の味覚細胞に作用して苦味を感じさせることで，だ液，胃液，膵液など
の分泌を促進する. 代表的な苦味薬はゲンチアナ末，センブリ末，ホミカエキス，オウバク.

消化薬はジアスターゼ，ペプシン，パンクレアチンなどの消化酵素を原料にした製剤である. 消化液の
分泌不足により消化不良や食欲不振のある場合に処方する.

6. 生薬に重曹を配合した胃腸薬

生薬に重曹（炭酸水素ナトリウム）を配合した胃腸薬の代
表的存在が太田胃散（図6-12）. 成分一覧（表6-6）から
もわかるように，7種類の健胃生薬＋4種類の制酸薬＋1
種類の消化酵素で構成されている. 明治初期オランダ人医師
から処方を譲り受けて作られたとされている. 元来肉食を主
体とするヨーロッパ人に適した胃腸薬なので，「現在の日本
人にも適している！」というのがうたい文句のようだ. 薬剤
師の常在しないドラッグストアでも販売できる第2類医薬
品である（医薬品分類は p.165「C. 一般用医薬品と医薬部
外品」参照）.

表6-6　太田胃散の成分 /1.3 g 中

成　分	含有量（mg）
ケイヒ	92
ウイキョウ	24
ニクズク	20
チョウジ	12
チンピ	22
ゲンチアナ	15
ニガキ末	15
炭酸水素ナトリウム	625
沈降炭酸カルシウム	133
炭酸マグネシウム	26
合成ケイ酸アルミニウム	273.4
ビオヂアスターゼ	40

成人の1回服用量に相当.
添加物として l-メントールも含んでいる.

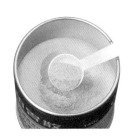
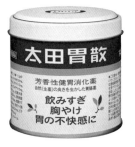

図6-12　太田胃散

（株式会社太田胃散 提供）

7. おもな漢方薬

胃腸が弱い，便秘がち，消化機能の衰えなどに適応されるおもな漢方を表6-7にまとめた. 6方中の3
方（安中散，補中益気湯，大建中湯）に使われている「中」という文字は消化管を意味する. 適応欄中の
胃アトニーや胃もたれは漠然とした症状だが，非潰瘍型ディスペプシア non-ulcer dyspepsia（NUD），
あるいは機能性ディスペプシア functional dyspepsia（FD）と総称される疾患単位の主症状である.
漢方は生薬をミックスしたものだが，その多くにカンゾウ（甘草）が配合されている. その甘草の主成分
グリチルリチンによる有害作用が偽アルドステロン症. アルドステロンが過剰に分泌されていないにもか

かわらず，あたかも過剰に分泌されているかのような症状を示す病態である．代表的な検査値異常は低カリウム血症．そういうわけで，低カリウム血症を起こしやすい利尿薬との併用は要注意である．また，生薬マオウ（麻黄）が配合されている漢方はアドレナリン製剤との併用，および高血圧患者への処方も要注意．マオウには交感神経刺激作用のあるエフェドリンが含まれているからである．なお，日本薬局方漢方製剤の多くには添加物として乳糖が添加されているので，乳糖不耐症の患者には要注意である．

本項の対象外であるため，表 6-7 には掲載していないが，最も代表的な漢方という意味では，葛根湯を覚えておくと役に立つ．おもな適応は感冒．小柴胡湯も同様だが，服用中の患者に間質性肺炎が起こる場合があり注意が必要である．

表 6-7　お腹を整えるためのおもな漢方

薬　名	おもな適応	おもな副作用など
安中散	胃炎，慢性胃炎，胃アトニー	偽アルドステロン症
補中益気湯	食欲不振，胃もたれ	
六君子湯		
防風通聖散	便秘	
大黄甘草湯		
大建中湯	腹冷え，腹部膨満	肝機能障害

C　医療用ガス

本項では医薬品としてのガスについて説明する．日本薬局方に収載された酸素ガス，窒素ガス，二酸化炭素（炭酸ガス），および亜酸化窒素（笑気ガス）を中心に話を進め，最後に在宅酸素療法を紹介する．医療ガスの法律に関しては第 8 章で説明する．

1．確認事項

酸素，窒素，二酸化炭素（炭酸ガス）は大気中にあふれている．これを臨床に応用するわけである．念のため，空気の組成，酸素約 20％，窒素約 80％ということは確認しておこう．

2．酸　素

酸素のおもな用途は低酸素症治療（いわゆる酸素吸入）と麻酔管理である．酸素吸入に際して純粋酸素ではなく数％の二酸化炭素を混ぜた混合ガスを使用することがある．二酸化炭素により延髄の呼吸中枢を刺激して酸素吸入をサポートするのが目的である．その他の用途は，高圧酸素療法，人工空気の作成，NICU 用保育器での保育治療などが挙げられる．

3. 二酸化炭素（炭酸ガス）

炭酸ガスは内視鏡下手術に使用されるが，その目的は炭酸ガスを送気することによって腹腔を膨満させ，術者の視野を確保すること．これを気腹法という．炭酸ガスは炭酸ガスレーザーとしての用途もある．

4. 窒　素

窒素は窒素ガスとしての用途と液体窒素としての用途に分かれる．ガスのおもな用途は手術機器などの駆動，注射剤などを製造するときの滅菌だが，病院内にクリーンエアを供給したいときには医療用窒素と医療用酸素を混合して人工空気を製造する．液体窒素としてのおもな用途は冷凍手術や細胞の冷凍保存など．超低温の性質を利用するということだ．

5. 亜酸化窒素（笑気ガス）

笑気ガスは揮発性麻酔薬との併用で全身麻酔の導入に使用される．

6. その他の医療ガス

ヘリウムはガス性医薬品以外の医療に関連した化学物質である（p.162「B. 医療ガスに関する法令」参照）．医療用のヘリウムはおもに液体ヘリウム．マイナス260℃以下という超低温の性質を利用して核磁気共鳴画像法（いわゆるMRI）の装置に使う電磁石を冷却する．

7. 在宅酸素療法

在宅酸素療法 home oxgen therapy（HOT）は各家庭で空気中酸素濃縮装置を用いて行う酸素投与療法の総称である．1985年から保険適用となり，都道府県知事から承認された医療機関を通して実施する．現在国内では，自宅設置型の酸素濃縮器，液体酸素，高圧ガスボンベ，外出用の携帯酸素ボンベ，携帯用液体酸素に保険が適用されている．現在は自宅用の濃縮器と外出用の携帯用酸素ボンベの併用が主流だ（図6-13）．

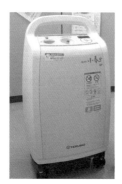
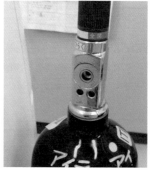

図6-13　酸素濃縮器と携帯用酸素ボンベ

左は酸素濃縮器（エア・ウォーター株式会社），右は携帯用酸素ボンベ．携帯用
酸素ボンベ（300 L型）のバルブ形状はヨーク式．

1) 在宅酸素療法の保険適用基準

以下のいずれかを満たすと保険が適用される．

> **保険適用の条件**
>
> ① 高度慢性呼吸不全例：病状が安定しており，空気吸入下で安静時の動脈血酸素分圧 $PaO_2 < 55$ mmHg，
>   もしくは $PaO_2 < 60$ mmHg で睡眠時または運動負荷時に著しい低酸素血症をきたすもの．
> ② 肺高血圧症．
> ③ 慢性心不全：医師の診断により，NYHA分類のⅢ度以上であると認められ，睡眠時のチェーンストーク
>   ス呼吸がみられ，無呼吸低呼吸指数（1時間当たりの無呼吸数および低呼吸数をいう）が20以上である
>   ことが睡眠ポリグラフィー上で確認されている症例．
> ④ チアノーゼ型先天性心疾患．

2) 酸素濃縮器の原理

空気の組成は酸素が20%，残りが窒素だ．濃縮器から供
給される酸素濃度は90%だが，これは空気中の窒素を除去
することにより酸素濃度を相対的に上げた結果である．

3) 酸素濃度のモニター

正式には動脈血から得られた動脈血酸素分圧（PaO_2）だ
が，こまめに動脈穿刺するのは患者の負担になる．そこで，
経皮的動脈血酸素飽和度測定装置（パルスオキシメーター）
を使って経皮的動脈血酸素飽和度 SpO_2 を測定し，その値
により酸素流量を調整する（図6-14）．ぜん息患者および
慢性閉塞性肺疾患（COPD）の患者には頻用される．

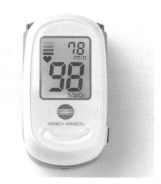

**図6-14　パルスオキシメーター
（PLUSOX-Neo）**

数字は酸素飽和度98%，心拍数78を
意味している．
　　　　　（コニカミノルタ株式会社 提供）

章 末 問 題

---

① 生理食塩水の塩化ナトリウム濃度はどれか.

（第104回 午前21）

1）0.9%
2）5%
3）9%
4）15%

---

② 医療用酸素ボンベと酸素流量計とを図に示す.
酸素の流量を調節するのはどれか.

（第104回 午後24）

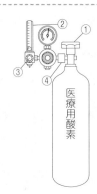

---

③ 在宅酸素療法について正しいのはどれか.

（第103回 追加午後74）

1）酸素濃縮器は寝室に常設する.
2）酸素を吸入しながら入浴できる.
3）酸素流量は療養者が自覚症状に合わせて調節する.
4）外出できない療養者には携帯型酸素ボンベは必要
ない.

（カッコ内は看護師国家試験の出題回と問題番号）

看護計算

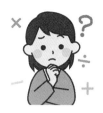

はじめに

　第 7 章のメインテーマは看護師が行う薬用量などの計算である．2010 年（平成 22 年）の国家試験から出題数が増え最近では難易度もあがっている．計算するためにはまず式を立て，次にそれを解くという 2 段階の作業が必要だが，理科の知識を活用しないと式を立てることができない．これだけはというレベルに限定しても，濃度と当量についての復習は絶対に必要である．

A 例題にチャレンジ

　調剤室には天秤やメスフラスコなどの計測・計量器が置いてある．計測・計量とは道具や器械を使ってはかる（計る，測る，量る）こと．これには計算がつきもの．つまり，薬と計算は切っても切れない関係にあるわけだ．さて，看護師国家試験出題基準の変更に伴い，平成 22 年から看護計算（看護師が行う薬用量の計算）の出題数が増え，最近では難易度も上がっている．どんな問題が出題されるのかを実感する目的で，まずは小学校高学年レベルの計算能力があれば解答できる例題にチャレンジしてみよう．なお，4 題のうち 1 題は看護師国家試験の過去問である．

例題 1

　利尿薬フロセミド 30 mg を経口投与するためには力価 20 mg の錠剤がいくつ必要か．

解 法

> **基本式 1**　1 錠の力価 × 必要な錠数 ＝ 必要な力価[*]

> **基本式 1** を変形して数値を代入する．

$$∴ 必要な錠数 ＝ 必要な力価 ÷ 1 錠の力価$$
$$＝ 30（mg）÷ 20（mg/ 錠）$$
$$＝ \frac{3}{2} 錠　（単位計算：mg × 錠 /mg ＝ 錠）$$
$$＝ \underline{1.5 錠}$$

---

[*]力価：一定の効果を発揮するのに必要な薬の量に基づいた薬の強さ．

例題 2

抗てんかん薬バルプロ酸ナトリウムを 800 mg を経口投与する．シロップ 1 mL 中の力価は 50 mg．必要な薬液量はいくらか．

解 法

考え方を応用すれば 基本式1 が使える．力価（＝ 薬の量）とは錠剤だけでなく水剤や注射薬などにも応用できる非常に便利な概念．英語では力価を strength という．

基本式 1'　薬液の濃度（力価）× 必要な液量 ＝ 必要な力価

基本式 1' を変形して数値を代入する．

∴ 必要な液量 ＝ 必要な力価 ÷ 薬液の濃度（力価 / アンプル容量）

$$= 800 \, (mg) \div 50 \, (mg/mL)$$
$$= \frac{800}{50} \, (mL)$$
$$= 16 \, mL$$

例題 3　（看護師国家試験第 95 回 午前問題 46）

5%グルコン酸クロルヘキシジンを用いて 0.2%希釈液 1,000 mL をつくるのに必要な薬液量はどれか．
1）10 mL
2）20 mL
3）40 mL
4）50 mL

解 法

グルコン酸クロルヘキシジンは消毒薬である（p.92「6. 低水準消毒薬」参照）．その汎用品は 5%液．0.2%希釈液のおもな使用目的は手指・皮膚の消毒，手術部位の皮膚の消毒，医療用具の消毒など（**表 7-1**）．しかし，この問題は以上のような知識を尋ねているわけではない．出題者が求めているのはあくまで計算能力．この例ではかけ算と割り算，正確には少数と分数を含んだかけ算と割り算だけで正解できるが，受験生が%（百分率：パーセント）や mL（ミリリットル）の意味などについては十分理解しているレベルであることが大前提である．

正解するためには 2 段階の計算が必要だ．第 1 段階で 5%液を何倍希釈するかを計算し，第 2 段階で必要な薬液量を計算する．まずは第 1 段階の準備．5%を 2 倍希釈すると 2.5%，10 倍希釈すると 0.5%，25 倍希釈すると 0.2%，100 倍希釈すると 0.05%という具合に希釈度が上がれば溶質（＝ 消毒薬）の濃度が下がる．式にすると，5 ÷ 2 ＝ 2.5，5 ÷ 10 ＝ 0.5，5 ÷ 25 ＝ 0.2，5 ÷ 100 ＝ 0.05．これらを一般化すると次式のようになる．

基本式 2
$$\frac{原液濃度}{希釈倍数} = 希釈濃度 \left(\Rightarrow 希釈倍数 = \frac{原液濃度}{希釈濃度} \right)$$

つくりたい希釈液量が 1,000 mL なので，それを希釈倍数で割ると必要な薬液量が得られる．基本式は，次のとおりである．

基本式 3
$$必要な薬液量 = \frac{作成液量}{希釈倍数}$$

基本式 2 を 基本式 3 に代入すると，以下のとおりである．

基本式 4
$$必要な薬液量 = \frac{作成液量}{\left(\dfrac{原液濃度}{希釈濃度} \right)}$$

希釈濃度 = 0.2%，原液濃度 = 5%，作成液量 = 1,000 mL を 基本式 4 に代入すると，「必要な薬液量 = 40 mL」が得られる．具体的には，5% 液 40 mL を計量し，水 960 mL と混ぜれば完成というわけだ．

表 7-1　グルコン酸クロルヘキシジンの用法・用量一覧

使用目的	用法・用量など
手指・皮膚の消毒	0.1 〜 0.5% 水溶液
手術部位の皮膚の消毒	0.1 〜 0.5% 水溶液，または 0.5% エタノール溶液
皮膚の創傷部位の消毒	0.05% 水溶液
医療用具の消毒	0.1 〜 0.5% 水溶液，または 0.5% エタノール溶液
手術室・病室・器具・物品等の消毒	0.05% 水溶液

ADVANCE　グルコン酸

　グルコン酸はグルコースの誘導体である．英語表記は gliconic acid，または gluconate．元が砂糖だから毒性はゼロ．糖質とは単糖類とその誘導体や縮合体の総称で炭水化物とも呼ばれる．アルコールの水酸基（-OH 基）が 1 つ酸化されると単糖類になるが，さらに酸化されるときに水酸基がアルデヒド基（-CHO）に変化したものをアルドース aldose，ケトン基（＞C = O）に変化したものをケトース ketose と総称する．代表的なアルドースはグルコースで，それが酸化された

ものがグルコン酸というわけだ．カリウム，カルシウム，亜鉛，銅などの陽イオンと結合してそれぞれグルコン酸カリウム，グルコン酸カルシウム，グルコン酸亜鉛，グルコン酸銅になる．ちなみに，グルコン酸カリウムとグルコン酸カルシウムが医薬品として認められているのに対して，グルコン酸亜鉛とグルコン酸銅はなぜか食品（正確には食品添加物）扱い．ただし，食品添加物であっても医師の判断で処方はできる．

例題 4

70%アルコール液 100 mL に水を加えて 40%アルコール液をつくりたい．必要な水量はいくらか．

解　法

一般的に A%アルコール 100 mL は 100%アルコール A mL と水 B mL（ただし A + B = 100）の混合液である．したがって，A 値と希釈に必要な水量，希釈後のアルコール濃度（これを C とする）の間には次の関係が成立する．

$$\frac{A}{(A + B + 必要な水量)} = \frac{C}{100}$$

$$\frac{A}{(100 + 必要な水量)} = \frac{C}{100} \quad (\because A + B = 100)$$

$$100 + 必要な水量 = \frac{A}{\left(\frac{C}{100}\right)}$$

$$\therefore 必要な水量 = \frac{A}{\left(\frac{C}{100}\right)} - 100$$

$$= \frac{100A}{C} - 100$$

$$= \frac{(100A - 100C)}{C}$$

$$= \frac{100(A - C)}{C} \quad (A - C 値は希釈前後のアルコール濃度の差)$$

$$= \frac{希釈前後のアルコール濃度の差}{希釈後のアルコール濃度} \times 100$$

整理すると，次式のようになる．

基本式 5　　必要な水量 $= \dfrac{希釈前後のアルコール濃度の差}{希釈後のアルコール濃度} \times 100$

基本式 5 に必要な数値を代入すれば「必要な水量 = 75 mL」が求められる．

例題 1 から例題 4 までを総括すると以下のポイントが得られる．

ポイント

- ・看護計算の基本は加減乗除（別名，四則演算）．
- ・演算の難易度は小学校 6 年生レベルなのでおそれることはない．
- ・ただし，数値の計算だけでなく単位（mg や mL）の計算も必要．
- ・計算式を立てるためには濃度に関する基礎知識を使う．
- ・応用力を養うためにも，例題を何度も解いて基本式を理解し，問題ごと覚えておくとよい．

さらに活用したい理科の知識

1. 溶液の濃度 1

　ブドウ糖液を例にして看護計算に活用したい理科の知識を整理しよう．まずは用語の確認．ブドウ糖液をつくるときはブドウ糖を水の中に投入して攪拌する（混ぜる）わけだが，このとき水を溶媒，ブドウ糖を溶質，ブドウ糖液を溶液と呼ぶ（溶媒が水の場合は水溶液ともいう）．溶液の濃度とは溶液中の溶質の量を表現する指標である．後で説明するように数種類の表示法があるが，日本薬局方では，ブドウ糖液の濃度は質量／体積パーセント表示（w/v%）．w は質量 weight（g にあたる），v は 体積 volume（mL にあたる）を表している．

> **基本式6**　質量／体積パーセント濃度（w/v%）＝ $\dfrac{溶質の質量（g）}{溶液の体積（mL）}$ × 100

　基本式6 からわかるように，ブドウ糖溶液の体積がきっかり 100 mL になるように溶液をつくると，投入したブドウ糖のグラム数が質量／体積パーセント濃度値に等しくなる．たとえば，ブドウ糖液 100 mL 中にブドウ糖 10g だと 10%ブドウ糖液，同じく 100 mL 中にブドウ糖 50 g だと 50%ブドウ糖液という具合だ．ちなみに計算結果の w/v は省略される．

　ここまでで重要なポイントが 2 つある．

> **重要**
>
> **ポイント 1**：50%ブドウ糖液を例にして最初のポイントを説明する．もし水 100 mL（溶媒）を計量して，その中にブドウ糖 50 g（溶質）を溶かしてみると，溶液の体積は 132 mL になる（水の体積にブドウ糖分の体積〔32 mL〕が加わったということ）．この場合，濃度は 50%ではなく 37.9%（50 ÷ 132 ＝ 0.379）．つまり 50%ブドウ糖液とはブドウ糖 50g を溶かした水溶液を「100 mL に調整したもの」という意味である．
>
> **ポイント 2**：**基本式2** が塩化ナトリウム水溶液など他の水溶液にも応用できること．たとえば，塩化ナトリウム水溶液 100 mL 中に塩化ナトリウムが 0.9 g 含まれているときの濃度は 0.9 w/v%と表示する．ちなみに 0.9 w/v%の食塩水のことを生理食塩水という．

　ところで，w/v%があるということは，w/w%も v/v%もあるということ．一般的に，アルコール液などのように溶質と溶媒がともに液体の場合は v/v%（**例題 4** 参照），軟膏やクリームなどのように溶質と溶媒がともに個体の場合は w/w%で表示する傾向がある．

2. 溶液の濃度 2

　溶液の濃度はモル濃度という考え方を使っても表現できる．レベルとしては化学基礎．溶液 1 L 当たりに溶けている溶質の量を物質量で表した濃度というのが定義．単位は mol/L．基本式は次式のとおり．

基本式7　モル濃度（mol/L）＝ $\dfrac{溶質の物質量（mol）}{溶液の体積（L）}$

ただし，溶質の物質量は次式で求める．

物質量（mol）＝ $\dfrac{質量（g）}{モル質量（g/mol）}$

ADVANCE　モル質量

　たとえば，ある物質を構成する粒子（原子，分子，イオンなど）の数が x 個で，そのモル数を知りたいときにアボガドロ数（6.02×10^{23}）で割った数値がモル数である．いいかえれば，その物質がアボガドロ数（6.02×10^{23}）個分あれば1モル（mole，略語はmol）ということ．ここでモル質量 molecular weight（MW）という考え方が登場する．モル質量は物質1モル当たりの質量で単位は g/mol．ちなみに元素周期表には元素ごとに数値が載っている（原子量）．あの数値はその原子をアボガドロ数個分，お皿に盛ったときのg数と一致する．

　では5%ブドウ糖液のモル濃度を計算してみよう．まずはブドウ糖の物質量（mol）を計算する．

例題5

　ブドウ糖（$C_6H_{12}O_6$）の分子量とモル質量はいくらか．

　ただし，炭素C，水素H，酸素Oの原子量はそれぞれ 12.01，1.01，16.00.

解　法

　まず分子量を求める．

基本式8　分子量 ＝ 分子を構成する元素の原子量の総和

基本式8　から，

　分子量 ＝（炭素の原子量 × 6）＋（水素の原子量 × 12）＋（酸素の原子量 × 6）

　　　　＝（12.01 × 6）＋（1.01 × 12）＋（16.00 × 6）

　　　　＝ 72.06 ＋ 12.12 ＋ 96.00

　　　　＝ 180.18

　ブドウ糖分子をアボガドロ数個集めた集団，つまりブドウ糖1モルの質量は分子量の数値にgをつけた値．わんポイントに示したように，モル質量とは分子1モル当たりの質量．したがって，

　モル質量 ＝ 180.18（g/mol）

ブドウ糖のモル質量がわかったので，**基本式7** に戻る．5%ブドウ糖液 100 mL 中にはブドウ糖が 5 g 含まれている．

$$物質量（mol）= \frac{質量（g）}{モル質量（g/mol）}$$

$$= \frac{5}{180.18}（単位計算：g \div g/mol = mol）$$

$$= 0.02775（mol）$$

$$\therefore モル濃度 = \frac{0.02775（mol）}{0.1（L）}$$

$$= 0.2775（mol/L）$$

$$= 277.5（mM）（単位：\overset{モーラー}{M} = mol／L）$$

$$= \underline{278\ mM}$$

次は，ブドウ糖液と同様，看護師にとって最も身近な医薬品である食塩水に関する例題に挑戦する．まず，どの高校の理科室にも置いてあるような塩化ナトリウムで高校時代の知識を整理しよう．塩化ナトリウムは 2 つのイオン（ナトリウムイオンと塩化物イオン）がイオン結合した化学物質である．これを元素記号（または原子記号）で表したものが NaCl．つまり Na はナトリウム（英語は sodium，ドイツ語は Natrium，ラテン語は Natrium）を，Cl は塩素（英語は chlorine，ドイツ語は Chlor，ラテン語は Chlorium）を意味する．**図7-1** は塩化ナトリウムの容器のラベルである．なんと書かれているだろうか．

最初の 2 段は化学物質名で，3 段目の数字は塩化ナトリウムの式量である（ここでは式量を分子量とほぼ同じものと考えよう）．塩化ナトリウムの式量を知らなくても大丈夫．計算すれば求められる．以下は基本式と計算式．

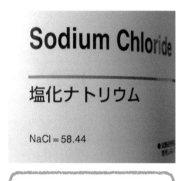

1 段目　Sodium Chloride
2 段目　塩化ナトリウム
3 段目　NaCl = 58.44

図 7-1　塩化ナトリウムのラベル
（写真は富士フイルム和光純薬株式会社のもの）

基本式 8'　NaCl の式量 = イオンからなる物質を構成するイオンの式量の総和

$$\therefore NaCl の式量 = Na^+ の式量 + Cl^- の式量$$

$$= Na の原子量 \times 1 + Cl の原子量 \times 1$$

$$= 23 \times 1 + 35.44 \times 1$$

$$= \underline{58.44}（単位なし）$$

基本式 8' は **基本式 8** と同じ，つまり同じ考え方という意味である．Na や Cl の原子量を覚える必要はない．元素の周期表に書いてある．

3. 当 量

例題 6

10%塩化ナトリウム注射液1アンプル（20 mL）中に含まれているナトリウムイオンの当量はいくらか.

解 法

10%塩化ナトリウム注射液1アンプル（20 mL）には2gの塩化ナトリウムが含まれている. 塩化ナトリウムの式量は58.44なので，モル質量は58.44g/mol. ナトリウムイオンも塩化物イオンも1価イオンなので，1モル = 1当量（単位は Eq）. したがって，求める当量数との間に次の関係が成り立つ.

$$当量（Eq）= 物質量（mol）= \frac{2}{58.44}$$

$$= 0.0342 \text{ Eq}（すなわち \underline{34.2 \text{ mEq}}）$$

$$= 0.0342 \text{ mol}$$

図7-2 のラベルの上から2行目に Na^+ 34 mEq/20 mL と書かれているのを確認していただきたい.

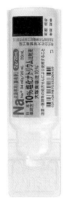

**図7-2　10%塩化ナトリウム
注射液アンプルのラベル部分**
（株式会社大塚製薬工場 提供）

mEq（ミリ当量）

血清電解質を測定するときに用いられる単位でミリイクイバレントといい，メックと発音しても通用する. 電解質の当量，モル質量，イオン価の間には次の関係が成り立つ.

$$1 当量 = \frac{モル質量}{イオン価}$$

したがって，イオン価が1の電解質（たとえばナトリウム）では1当量 = 1 mol だが，カルシウムなどイオン価が2の電解質では1当量 = 0.5 mol である.

例題 7

生理食塩水の添付文書によれば，生理食塩水中の NaCl 濃度は 154 mEq/L. では，生理食塩水 100 mL 中には何 g の NaCl が含まれているか.

解 法

先の例題とは逆の設問だ. 考え方としては次式のとおり.

求める NaCl 量（g）= NaCl の1当量（g/Eq）× NaCl 濃度（Eq/L）× NaCl 液量（L）

これに，NaCl の 1 当量 = 58.44 g/Eq，NaCl 濃度 = 154 mEq/L = 0.154 Eq/L，NaCl 液量 = 0.1 L を代入すると，

求める NaCl 量 = 58.44（g/Eq）× 0.154（Eq/L）× 0.1（L）
　　　　　　　 = 0.8999（g）
　　　　　　　 = 0.9 g

　生理食塩水 100 mL 中には 0.9 g の NaCl が含まれているので，1,000 mL では 9 g．これを 0.9%，正式には 0.9 w/v% の NaCl 濃度と表現する．したがって，生理食塩水の NaCl 濃度には 2 通りの表現方法があることになる（図 7-3）．

ポイント

生理食塩水中の NaCl 濃度
　① 154 mEq/L
　② 0.9%（正式には 0.9 w/v%）

組成：1 袋（250mL）中
塩化ナトリウム　2.25 g
・電解質濃度
　Na⁺　154 mEq/L
　Cl⁻　154 mEq/L
　pH　約 4.5 ～ 8.0

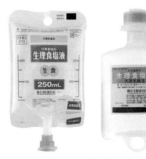

組成（100mL）中
塩化ナトリウム　0.9 g

図 7-3　生理食塩水（点滴用）

（株式会社大塚製薬工場 提供）

ADVANCE　　**生理食塩水の浸透圧**

　生理食塩水の浸透圧を考察しよう．まず浸透圧の定義について．溶質は通さないが，溶媒の水は通す性質をもつ半透膜があるとする．膜を隔てて濃度の異なる水溶液が接した場合，低濃度溶液の溶媒が高濃度溶液の方に拡散しようとする現象が浸透現象，その圧力が浸透圧である．ある高校の教科書には「それ以上分離しないある物質 1 モルを含んだ溶液の呈する浸透圧が 1 オスモル（略語は Osm）」と書いてある．生理的食塩水 1 L 中にはナトリウムイオンと塩素イオンが 154 mM ずつ，つまりこれ以上分離しない物質が合計 308 mM 含まれている．したがって，浸透圧は 308 mOsm，正確に言えば最大 308 mOsm

である．つまり，水溶液中でのナトリウムイオンと塩化物イオンの電離が完全なら 308 mOsm，不完全なら 308 mOsm 以下ということ．ちなみに，実測値は 285 mOsm．理論値とは 20 mOsm 以上の差がある．この実測値 285 mOsm が血漿の浸透圧（280 mOsm）にほぼ等しいので，生理的な食塩水というわけだ．なお，浸透圧が等しいことを等張（アイソトニック isotonic）と表現する．では 5% ブドウ糖液の浸透圧はどうだろう．5% ブドウ糖液 1 L 中のブドウ糖のモル数は 278 mM（**例題 5** の解法欄参照）．ブドウ糖は非電解質なので，浸透圧は 278 mOsm，つまりほぼアイソトニックだ．

4. 点滴速度

ここから先は看護師国家試験に必ず出る分野である．第102回試験から出題傾向が変わったので要注意．具体的には，回答方法が変更され，多肢選択ではなく計算結果を直接記入しなければならなくなったこと．ただし，計算そのものは理科の知識を活用すればラクチンである．

例題8

輸液ポンプを用いてブドウ糖液 0.5 L を点滴する．所用時間は 12 時間．点滴速度はいくらに設定するか．最も近い整数で答えよ．

解　法

看護ケアにとって基本中の基本問題である．基礎知識は 0.5 L ＝ 500 mL のような単位計算．まず基本式を考え，それにすでに与えられている数値を代入する．

基本式9　$点滴速度（mL/h）＝ \dfrac{点滴量（mL）}{時間（h）}$

$$\therefore 点滴速度 = \frac{500（mL）}{12（h）}$$

$$= \frac{250}{6}（mL/h）$$

$$= 41.6 \ mL/h$$

最も近い整数で答えるとは，少数点第 1 位を四捨五入するということ．つまり答えは 42 mL/h.

例題9　（看護師国家試験第94回 午前問題61）

10%塩酸リドカイン液 10 mL をブドウ糖液と混合し 500 mL にして 2 mg/ 分で点滴静脈内注射が処方された．注入速度で正しいのはどれか．
1）1.0 mL/ 分
2）2.0 mL/ 分
3）5.0 mL/ 分
4）10.0 mL/ 分

解　法

10%塩酸リドカイン液 10 mL とは水溶液 10 mL に塩酸リドカインが 1 g 入っている液のこと．1 g は 1,000 mg だから，1 分間に 2 mg の速度で点滴すると点滴時間は 500 分になる．**基本式9** を応用するまでもなく，500 mL を 500 分で点滴するための点滴速度は 1.0 mL/ 分である．

例題 10

注射液 500 mL を 4 時間かけて点滴する. 滴下チェンバーは 20 滴/mL タイプ. 適切な滴下速度（滴数/min）はいくらか.

解　法

他の例題と同様にまず基本式を考え，それに与えられている数値を代入する. ちなみに min = 分. 滴下チェンバーとは図 7-4 のような装置である. それでは計算してみよう.

基本式 10 　滴下速度（滴数/min）= $\dfrac{\text{液量（滴数）}}{\text{時間（min）}}$

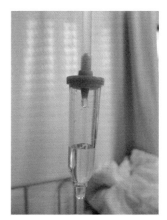

∴ 点滴速度 $= \dfrac{500\,（\text{mL}）\times 20\,（\text{滴数/mL}）}{4 \times 60\,（\text{min}）}$

$= \dfrac{500 \times 20}{240}$（滴数/min）

$= \dfrac{10,000}{240}$（滴数/min）

$= 41.6$ 滴数/min

図 7-4　滴下チェンバー（20 滴/mL タイプ）

小数点第 1 位で四捨五入すると <u>42 滴/min</u>.

5. 医療用酸素ガス

前項同様，酸素ガスや酸素ボンベに関する問題も看護師国家試験に必出である. 計算自体は中学生レベルだが，ボイル・シャルルの法則を活用するとスマートな計算式を立てることができる.

例題 11　（看護師国家試験第 102 回 午後問題 90）

酸素を 3 L/分で吸入している患者. 移送時に使用する 500 L 酸素ボンベ（14.7 MPa 充填）の内圧計は 4.4 MPa を示している. 使用可能時間（分）を求めよ. ただし，小数点以下の数値が得られた場合には，小数点以下第 1 位を四捨五入すること.

解　法

これまでの例題と同様にまず基本式を考える.

基本式 11 　使用可能時間（分）= $\dfrac{\text{酸素残量（L）}}{\text{酸素流量（L/分）}}$

ここで，次の関係を利用する.

酸素残量 ＝ ボンベの容量（L）× 圧力計が表示する内圧（MPa）÷ 充填時内圧（MPa）

ボンベ内の酸素ガス残量を計算してみよう. 満タンのときの圧力が 14.7 MPa, 現在が 4.4 MPa なので,

$$酸素残量 ＝ ボンベの容量 \times \left(\frac{4.4}{14.7}\right)$$

$$= \frac{(500 \times 4.4)}{14.7}$$

$$= \frac{2200}{14.7}$$

$$= 149.7 \, L$$

酸素流量（L/分）＝ 3 L/分. これらの値を 基本式11 に代入すると,

$$使用可能時間（分）＝ \frac{149.7 \,(L)}{3 \,(L/分)}$$

$$= 49.9 \, 分$$

小数点第 1 位を四捨五入すると **50 分**.

補足説明

1997 年（平成 9 年）から高圧ガス保安法が施行され医療用酸素ガスの圧力は国際単位（SI 単位）に移行した. 新しい単位はメガパスカル（MPa）. 接頭語メガは 10^6 の意味. **図 7-5** は医療用酸素ボンベに取り付ける圧力計だが, 確かに MPa と表示されている. 気圧との関係は, 1 MPa ≒ 10 気圧. この問題ではボンベの容量は 500 L, しかも患者移送時に使用するという設定だ. 500 L のボンベを持ち運べるか？ という疑問が湧いてくる. では, このボンベの実際の大きさを推定してみよう.

500 L 酸素ボンベの 500 L とは高圧で圧縮された酸素が 1 気圧に減圧されたときの酸素の体積である. その体積を求める原理がボイル・シャルルの法則. つまり, 同じ温度では気体の体積と気体にかかる圧力の積は一定（$P_1V_1 = P_2V_2$）. 式にすれば次のとおり.

求める体積 × 14.7 MPa（147 気圧）＝ 500（L）× 1（気圧）

$$∴ 求める体積 ＝ \frac{500 \,(L)（気圧）}{147 （気圧）}$$

$$≒ 3.4 \, L$$

ボンベは鉄製なので, 軽々とは無理だが, これくらいの容量でないと患者移送時の持ち運びに不便である. 容量がもっと少ないボンベなら軽量なアルミ製でも大丈夫.

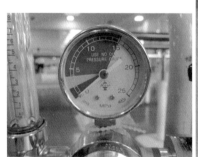
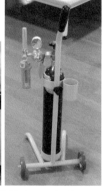

図 7-5　500 L ボンベとそれに装着する圧力計
圧力計の中央下にメガパスカル（MPa）と印字されている.

章 末 問 題

---

① 輸液ポンプを 50 mL/ 時に設定し，500 mL の輸液を午前 10 時から開始した．終了予定時刻はどれか．

(第 100 回 午後 24)

1) 午後 2 時
2) 午後 4 時
3) 午後 6 時
4) 午後 8 時

---

② 500 L 酸素ボンベ（充填圧 15 MPa）の内圧計が 9 MPa を示している．この酸素ボンベを用いて 2 L/ 分で酸素吸収を行うことになった．使用可能な時間はどれか．

(第 100 回 午後 43 から改変)

1) 30 分
2) 45 分
3) 100 分
4) 150 分

---

③ 点滴静脈内注射 360 mL を 3 時間で行う．一般用輸液セット（20 滴 /mL）を使用した場合の滴下数はどれか．

(第 100 回 午後 45)

1) 18 滴 / 分
2) 36 滴 / 分
3) 40 滴 / 分
4) 60 滴 / 分

---

④ 点滴静脈内注射 750 mL/5 時間の指示があった．20 滴で約 1 mL の輸液セットを使用した場合，1 分間の滴下数はどれか．

(第 101 回 午後 46)

1) 25
2) 50
3) 75
4) 100

---

⑤ 点滴静脈内注射 1,800mL/ 日を行う．一般点滴用セット（20 滴 ≒ 1mL）を使用した場合，1 分間の滴下数はどれか．

(第 102 回 午後 18)

1) 19 滴
2) 25 滴
3) 50 滴
4) 75 滴

---

⑥ 「フロセミド注 15 mg を静脈内注射」の指示を受けた．注射薬のラベルに「20 mg/2 mL」と表示されていた．注射量を求めよ．ただし，小数点以下第 2 位を四捨五入すること．

(第 103 回 午後 90)

1) 0.4 mL
2) 1.3 mL
3) 1.5 mL
4) 1.7 mL

（カッコ内は看護師国家試験の出題回と問題番号）

第8章

薬に関する法令

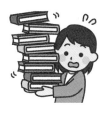

はじめに

第8章では薬に関する法令を学ぶ．おもなテーマは薬機法（旧薬事法）による医薬品の分類，医療ガスに関する法令，医薬品の表示と保管方法，麻薬と覚せい剤，向精神薬，および処方箋と服薬指導．どの程度の学習効果が求められているのかを実感する目的で法令関係の看護師国家試験の過去問を演習する．

A 薬機法による医薬品の分類

医薬品関連の法令にはなじみがないかもしれない（表8-1）．ただし，高校理科でも水道水の項目で水道法が登場する．具体的には水道法に基づく残留塩素濃度の規制について．ちなみに，水道水は医薬品ではないが，滅菌水はりっぱな医薬品である．白湯（さゆ）や蒸留水なども患者に与える場合には医薬品として取り扱う．

日本国内で使用されている医薬品は法律により有効性と安全性が認められている．

表8-1 医薬品に関するおもな法律と行政機構

おもな法律	関係するおもな行政機構
1. 薬機法 2. 毒物及び劇物取締法 3. あへん法 4. 麻薬及び向精神薬取締法 5. 覚せい剤取締法 6. 大麻取締法	1. 厚生労働省 2. 独立行政法人医薬品医療機器総合機構

1. 医薬品の分類

薬機法は日本国における医薬品，医薬部外品，化粧品，および医療機器に関する運用などを定めている．日本薬局方は薬事法に基づいた医薬品の品質基準書（あるいは規格書）．ガーゼや脱脂綿なども法律上は医薬品である．以下に重要ポイントをまとめた．

重要

・医薬品は医療用医薬品と一般用医薬品に分けられる（図8-1）．
・医療用医薬品は医師が作成する処方箋を調剤薬局に持参すると購入可能．処方箋が必要という意味で処方箋医薬品とも呼ばれる．
・医療用医薬品は新薬とジェネリック医薬品に分類される（図8-1）．
・一般用医薬品とはいわゆる「大衆薬」のこと．薬局薬店で処方箋なしで誰でも購入できる．カウンター越し（over the counter：オーバー・ザ・カウンター）に売買されることからOTC医薬品とも呼ばれる．代表的な大衆薬はビタミン剤．
・わたしたちが口から食べる（あるいは飲み込む）ものは「薬品」か「食品」のどちらかだが，薬品のような食品もある．それが保健機能食品．関係する法律は食品衛生法と健康増進法である．γ-アミノ酪酸（GABA）や葉酸などは，法律上食品であるから驚きだ．

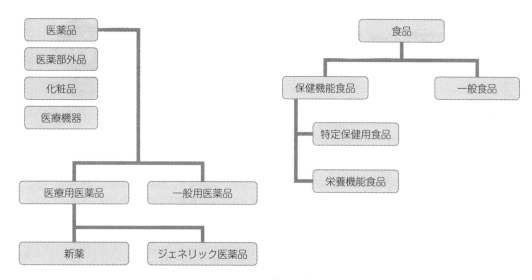

図 8-1 医薬品の分類

医薬品の種類

①ジェネリック医薬品

ジェネリックは，医薬品の一般名「ジェネリックネーム generic name」に由来する．新薬（先発医薬品）の特許が切れた後に発売される医薬品なので，「後発医薬品」とも呼ばれる．

②ピカ新とゾロ新

新薬とは厚生労働省から承認された新しい医療用医薬品の通称だが，もしそれが独創的で画期的な製品なら画期的医薬品（通称ピカ新），独創的

画期的ではないがピカ新に何らかの改良を加えたことが証明可能な製品なら改良型医薬品（通称ゾロ新）と呼ぶ．Me-too-drug もほぼ同意義．

③スイッチ OTC とダイレクト OTC

スイッチ OTC とは医療用医薬品から一般医薬品（おもに第 1 類薬）に区分変更された薬に対して用いる俗称．国内において医療用医薬品としての使用実績がないものをいきなり一般用医薬品として販売したものをダイレクト OTC と呼ぶ．

B 医療ガスに関する法令

ガスとは気体のことである．高校理科で学んだ気体のうち，酸素（O_2），窒素（N_2），二酸化炭素（CO_2）など，なじみのある物質が医療に応用されている．ただし，医療ガスとしては高校生のうちには習わないので完全に学習範囲外．法令に関しても同様なので，本章で学んでいこう．

ガスといえば気体だが，液体酸素のように液化したものもある．気体と液体で関係する法令が違う場合がある．医療機関では医療ガス以外のガスも使用するので要注意．特に注意が必要なのは工業用炭酸ガス．第 7 章で紹介したように医療ガスの圧力はパスカル（Pa）で表示する．

1. 薬機法

　酸素も日本薬局方に収録された立派な医薬品である．薬の種類としては医療ガス．関係する法律は薬機法．酸素ボンベに添付されている添付文書には日本薬局方酸素と明記されている．一方，液体にされた酸素（液体酸素）は薬機法に基づき承認された「日本薬局方以外の医薬品」として取り扱われる．前節で紹介した医薬品や食料品の分類と比べると少しややこしいので，図表を使って説明する（図 8-2）．対象となるおもな医療ガスは，酸素，窒素，二酸化炭素（炭酸ガス），亜酸化窒素（笑気ガス），殺菌滅菌ガス，一酸化窒素，圧縮空気，吸引（陰圧ガス），ヘリウムなど．

　まず，図 8-2 に示したように，医療ガスはガス性医薬品とそれ以外の医療関連ガスに大別される．これらを仮に A 群と B 群とする．A 群はさらに日本薬局方に収載されている「日本薬局方医薬品」と薬機法に基づき承認された「日本薬局方以外の医薬品」に区分けされる．これらを仮に A1 群と A2 群とすると，医療ガス全体は 3 グループ（A1 群，A2 群，B 群）に区分けされるということ．それぞれの医療ガスがどのグループに区分けされるかは表 8-2，表 8-3，表 8-4 にまとめた．

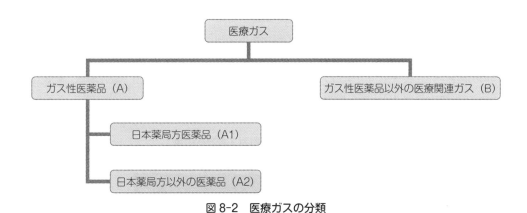

図 8-2　医療ガスの分類

表 8-2　日本薬局方の医療ガス（A1）

ガスの名称	おもな用途
日本薬局方酸素	低酸素症治療，麻酔管理
日本薬局方窒素	医療機器の駆動
日本薬局方二酸化炭素	内視鏡手術
日本薬局方亜酸化窒素	全身麻酔の導入（揮発性麻酔薬との併用），鎮痛

表 8-3　日本薬局方以外の医療ガス（A2）

ガスの名称	おもな用途
液体酸素	日本薬局方酸素の作成
液体窒素	日本薬局方窒素の作成，凍結保存（精子など）
殺菌（滅菌）ガス	酸化エチレンと炭酸ガスとの混合ガスによる殺菌，滅菌
一酸化窒素	新生児肺高血圧症の治療

表 8-4　ガス性医薬品以外の医療に関連したガス（B）

ガスの名称	おもな用途
圧縮空気	医療器械の駆動
吸引（陰圧ガス）	痰や気道内異物の吸引
ヘリウム	核磁気共鳴装置（MRI）の冷却

2. 高圧ガス保安法と日本工業規格（JIS）

　医療ガスには薬機法以外の法律も関係する．前項で紹介したような医療ガスは高圧ガス保安法に従って製造，販売，移動，消費されなくてはならないが，病院内に医療ガス用の配管を施す場合には日本工業規格（JIS），手術室で笑気ガスを使って全身麻酔を導入しようと思えば医療法にも従わなくてはならない．

　この項目では酸素ボンベと炭酸ガスボンベの「色」について説明するが，非常に重要なので，表 8-5の内容をしっかり頭に叩き込んでいただきたい．なぜ重要かというと，医療機関で酸素ボンベにまつわる医療事故が頻発するからである．事故の多くは患者搬送などに使用する小型ボンベで，酸素ボンベと二酸化炭素ボンベの取り違え（誤接続）が原因．誤接続の原因はケース・バイ・ケースだが，ボンベの色が関係していることは明白である．高圧ガス保安法では酸素ボンベの色は黒と決められているが，日本工業規格（JIS）では酸素ガス用配管の色は緑．そして，その緑は炭酸ガスボンベの色だ．

　病院内の酸素ガスの吹き出し口（アウトレット）の実例を紹介する（図 8-3）．緑が酸素．酸素ボンベにまつわる医療事故例は「H．薬にまつわる医療事故」で紹介する．

表 8-5　おもな医療用ガスボンベの色

ガスの名称	高圧ガス保安法	日本工業規格
酸　素		
窒　素		
二酸化炭素		
亜酸化窒素		

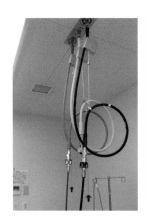
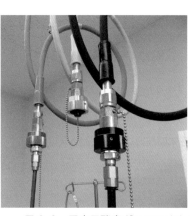
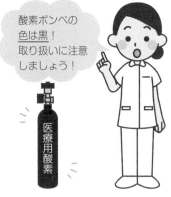

酸素ボンベの
色は黒！
取り扱いに注意
しましょう！

図 8-3　医療用酸素ガスのアウトレット
緑が酸素．ちなみに，黄が治療用空気，黒が吸引．

一般用医薬品は3グループ（第1類，第2類，第3類）に区分けされる（**表8-6**）．区分のポイントは薬の安全性．副作用や相互作用などについて特別の注意が必要なら第1類薬，それなりの注意で構わなければ第2類薬，人体に何らかの改善効果をもたらすが，その効果が第1類薬や第2類薬より穏やかなグループが第3類薬，さらに穏やかなグループが第4類薬（薬機法上の正式名は医薬部外品）である．穏やかになるにつれて，大衆薬，あるいは家庭用医薬品の色合いが濃くなり，医療用と一般用の併存ケースが少なくなる傾向である．第4類薬には医薬品と化粧品の中間的な製品が目立つ．薬用化粧品（薬用石けん，薬用歯磨き，薬用マウスウオッシュなど）は化粧品ではなく，医薬部外品として取り扱われる．

表8-6　一般用医薬品と医薬部外品の例

一般用医薬品			医薬部外品
おもな第1類薬	おもな第2類薬	おもな第3類薬	おもな第4類薬
・胃腸薬（ファモチジンなど） ・解熱鎮痛薬（ロキソプロフェンなど）	・胃腸薬（ブチルスコポラミン，ピレンゼピンなど） ・解熱鎮痛薬（イブプロフェンなど） ・抗アレルギー薬（ケトチフェンなど） ・抗アレルギー薬（エピナスチンなど）	・ビタミン剤：錠剤タイプが3類，ドリンク剤タイプが4類というケースがしばしば ・点眼薬：最近第2類薬としての点眼薬も増加傾向 ・殺菌消毒薬（一部）	・鼻づまり薬 ・健胃清涼剤：忘年会シーズンに盛んに宣伝されるタイプの薬 ・栄養補給ドリンク剤 ・整腸薬 ・瀉下薬（便秘治療薬） ・薬用化粧品（薬用石けん，薬用歯磨き，薬用マウスウオッシュなど） ・殺菌消毒薬（一部） ・育毛薬 ・入浴剤 ・家庭用殺虫剤（蚊取り薬など）

「風邪かな」と思ったときに薬局・薬店で購入する風邪薬は第2類医薬品であることが多い．そして，パッケージに印字されている成分表を見ると，主成分が解熱鎮痛薬イブプロフェンであることがわかる（p.5，81参照）．

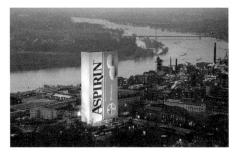

D 医薬品の表示と保管方法

医薬品は毒薬，劇薬，普通薬に分類される．薬機法における毒薬や劇薬は医薬品として承認されていることが必要で，その意味では，毒物及び劇物取締法における毒物や劇物とはまったく別の分類である．医薬品と医薬部外品は毒薬や劇薬に分類されている物質であっても毒物および劇物には含まれない．毒薬や劇薬の表示方法と保管方法は看護師国家試験に頻出のテーマである．

1. 具体例

下記の表8-7と表示方法と図8-4サンプル画像の見方をマスターすれば大丈夫．写真は塩酸モルヒネ注射薬のアンプルだが，アンプルに印刷された劇薬表示と麻薬表示は要チェックだ．

表8-7　医薬品の表示と保管方法

	表　示	保　管
毒　薬	黒地に白枠，白字で薬品名と「毒」の表示	鍵をかけた場所他の医薬品と区別
劇　薬	白地に赤枠，赤字で薬品名と「劇」の表示	他の医薬品と区別
普通薬	規定なし	規定なし
麻　薬	㊔の表示	鍵をかけて堅固な設備（金庫など）他の医薬品と区別麻薬取り扱い資格のある者が管理
向精神薬	㊞の表示	鍵をかけた設備

白枠／黒地／白字　　赤枠／白地／赤字

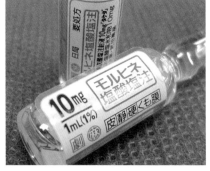

図8-4　毒薬と劇薬の表示サンプル，および劇薬塩酸モルヒネ注のアンプル

E　麻薬と覚せい剤

麻薬と覚せい剤に関するおもな法令は薬機法，あへん法，麻薬及び向精神薬取締法，覚せい剤取締法，大麻取締法である．麻薬のルーツは麻酔薬アヘン剤（ナルコティクス）．医薬品としての麻薬と覚せい剤については第 2 章を参照のこと．

1. 具体例

施設内で麻薬を使用する医療機関は麻薬管理責任者を選任し，麻薬取扱者（実際に麻薬を使用する医師）との間で麻薬処方箋に基づいて薬物の受け渡しを行わなければならない．法律上の麻薬は**表 8-8** を参照していただくとして，看護師国試過去問題を章末に 4 つ紹介する（問題② ～ ④）．法令に関する知識がどの程度問われているかを実感していただきたい．

表 8-8　法律上の麻薬

麻　薬	・**アヘンアルカロイド**　アヘン，モルヒネ，コデイン
	・**合成麻薬**　ペチジン，フェンタニル
	・**その他**　コカイン，LSD，ケタミン
覚せい剤	・**アンフェタミン** ・**メタンフェタミン**

F　向精神薬一覧

向精神薬一覧はインターネットで検索できる．たとえば東京都が作成した手引き書「向精神薬取扱いの手引」．最新版の発行は令和 3 年（2021 年）1 月．全部で 85 薬あり，それらが第 1 類から第 3 類までの 3 グループに分けられている．**表 8-9** はその抜粋．第 1 類については全 8 薬中日本国内で流通している 3 薬を抜粋．第 2 類についても同様で，9 薬中の 5 薬の抜粋．第 3 薬については全 68 薬中日本国内で流通している薬が 32 薬あるので，そのうちの 12 薬のみを選抜．睡眠薬ラメルテオン（メラトニン受容体作動薬）はまだ向精神薬には指定されていない．

表 8-9　向精神薬一覧

	物質名	薬理作用		物質名	薬理作用
第 1 類	セコバルビタール	中枢抑制	第 3 類	クロナゼパム	抗てんかん
	メチルフェニデート	中枢興奮		ジアゼパム	中枢抑制
	モダフィニル	中枢興奮		ゾルピデム	中枢抑制
第 2 類	アモバルビタール	中枢抑制		トリアゾラム	中枢抑制
	ブプレノルフィン	鎮痛		ニトラゼパム	中枢抑制
	フルニトラゼパム	中枢抑制		フェノバルビタール	中枢抑制
	ペンタゾシン	鎮痛		ブロチゾラム	中枢抑制
	ペントバルビタール	中枢抑制		マジンドール	食欲抑制
第 3 類	アルプラゾラム	中枢抑制		エチゾラム	中枢抑制
	クアゼパム	中枢抑制		ゾピクロン	中枢抑制

G 処方箋と服薬指導

　処方箋の語源はレシピである．直訳すると薬剤師に対する「汝処方せよ」という医師からの依頼書を意味する．略語は Rx（ラテン語）．Rx の代わりに，Rp（英語）を使用しても構わない．処方や処方箋に関係する状況はオーダリングシステム（院内ネットワークを使用した自動処方箋発行システム）を採用している医療機関とそうでない医療機関では大きく異なるが，このセクションでは未採用の医療機関を想定し，手書き，あるいは機械入力で作成する処方箋について学ぶ．

1. 処方箋に関する法令

　処方箋の交付に法令が規定されている法律関係は以下のとおり．
・医師法，歯科医師法，薬剤師法
・保険医療機関及び保険医療養担当規則

2. 処方箋の記入事項

　処方箋のおもな記入事項である．右の番号は**図 8-5** 中の番号と対応している．
・患者の氏名と年齢 ── ③
・処方，または Rx，または Rp（これは既に記入されていることが多い）
・薬名，分量，用法・用量
・交付年月日・使用期間 ── ④
・医療機関の名称，所在地 ── ②
・医師名（印）：自筆の場合は押印不要 ── ②

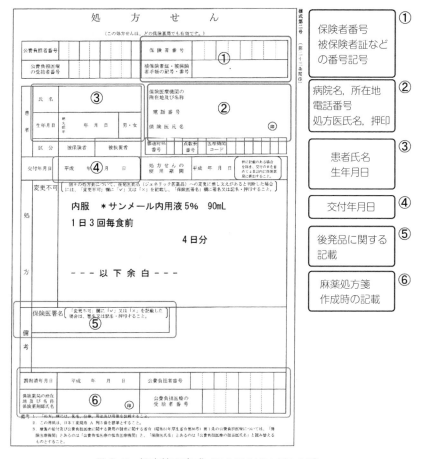

図 8-5　処方箋の書式（八女リハビリ病院の例）

3．処方箋作成上の注意点

- 日本では日本語で書くが，ボールペンなど文字が消えない筆記用具を使う．訂正箇所は 2 本線で抹消し，訂正前の記載が判読できるようにする．修正液などの使用は不可．
- 患者氏名は，事故防止目的の観点から，患者から氏名を名乗ってもらうのがベスト．
- 患者の年齢に関しては生年月日でも可．
- 薬名欄は商品名を記入するが，一般名を記入しても通用する．
- 薬の剤型とは錠剤，散剤，シロップなど．薬の規格単位とは 5 mg 錠，10 mg 錠など．
- 用法は 1 日に何回か，何時か，分量は 1 日量である．
- 麻薬処方箋では麻薬施用者の免許証番号と患者住所を追加記入．
- 処方箋に余白ができたときは，「以白」とするか，斜線を引く
- 略語や略名の使用はできるだけ避けるが，**表 8-10** 程度は許容範囲内．
- 処方日から 4 日間有効．
- 処方箋の保管期間は（病医院，調剤薬局いずれも）3 年間．ちなみに，カルテは 5 年間．

表 8-10　処方箋に使っても構わないおもな略語

略　語	意　味	備　考
Rx（または Rp）	（汝）処方せよ	ラテン語
M	朝	ドイツ語 Morgen
T	昼	ドイツ語 Mittag
A	夕	ドイツ語 Abend
vde	食前	ドイツ語 von dem Essen
nde	食後	ドイツ語 nach dem Essen
vds	就寝前	ドイツ語 von dem Schlafengehen

4．調剤上の注意

　処方箋の受付から発行までのプロセスを4段階に分けて考えると，調剤上の注意点がよくわかる．

第1段階（処方監査と疑義照会）

- ・処方箋の形式チェック
- ・処方内容のチェック
- ・調剤薬が特定できるか否か（薬名の間違いなど）
- ・用量や用法が適切か（服用が毎日か隔日かなど）
- ・記載ミスがないか
- ・警告や禁忌がないか
- ・併用薬があれば，相互作用はないか
- ・投与時の注意はないか（患者の肝機能や腎機能は保たれているかなど）
- ・配合変化はないか

第2段階（薬剤調整と疑義照会）

- ・薬袋，薬札などの準備
- ・添付する患者用説明書の準備

第3段階（調剤監査と疑義照会）

- ・処方箋記載内容の再確認
- ・薬袋の記載内容と数量の確認
- ・薬剤の特定
- ・薬剤の数量確認
- ・添付する患者用説明書の確認

第4段階（薬剤交付と疑義照会）

- ・患者の本人確認
- ・薬剤の「渡し違い」の防止

5. 服薬指導

　服薬指導のような薬剤情報提供は薬剤師法（第25条の2）で定められている薬剤師の義務である．与薬や服薬は医師や歯科医師が作成する処方箋に基づくが，薬剤師はその処方意図を把握した上で処方薬の薬効，服薬方法，服薬の意義，注意したい副作用などについて患者にわかりやすく説明し，薬物療法に対する理解を得る必要がある．この説明行為を服薬指導という．指導というと一方的に説明して終わりのようにも聞こえるが患者の話をしっかり聞くことも含まれる．服薬指導が行われなかった際は薬剤師が責任を問われることになる．

　本書で問題にするのは服薬指導と看護師の関係．関係する法令は保健師助産師看護師法である．この法律は「主治の医師又は歯科医師の指示」があれば，看護師等が「医薬品を授与し，医薬品について指示をする」ことを認めている（同37条）．つまり，看護師が薬について指示することはあくまで「診療補助」というわけだ．以下はその具体例である．

> **看護業務と薬**
>
> ・なぜ薬を飲まないといけないのか，その必要性や効果を理解してもらう．
> ・1日に服用する回数，時間（食前，食後など），量（何錠，何袋，何滴など），種類や使用方法（経口，肛門挿入，塗布，噴霧，貼付など），内服は白湯か水で服用，坐剤の場合は排便後に3～4 cm挿入するなどを理解してもらう．
> ・副作用や副作用出現時の対処法を理解してもらう．
> ・薬の量を自己判断で調整しないことや服薬を中断しないことを理解してもらう．専門用語では患者が勝手に服薬を中断することを怠薬という．
> ・他の薬を服用する場合は医師に確認するよう指示する．
> ・薬に影響する食物，飲み物，嗜好品などを伝え理解してもらう．
> ・肝臓病や腎臓病を併発したときは医師に相談するよう指導する．

　念のため，看護師が行う服薬指示薬に関係ありそうな看護師国家試験の過去問をみてみよう．いずれも4択問題．不正解の選択肢（×印）のような説明や指導は看護業務の範囲外だと理解していただくことが吟味の目的である．

例題1（看護師国家試験第99回　午前問題71）

> 　SSRI（選択的セロトニン再取り込み阻害薬）による治療開始後20日が経過した外来患者から電話で問い合わせがあった．2日前から薬の処方量が増え，そのとおりに内服したところ，吐き気が出現して困っていると訴えている．外来看護師の対応で適切なのはどれか．
>
> 1）「心配する必要はありません」…×
> 2）「我慢して服薬を続けて下さい」…×
> 3）「外来を受診して医師に相談してみましょう」…○
> 4）「すぐに内服をやめしばらく様子をみて下さい」…×

　女性患者のAさんは統合失調症で入院した．Aさんは，「この薬を飲むと舌がピリピリする．薬で私を殺そうとしているんでしょ」と険しい表情で言い，服薬を拒否している．Aさんへの対応で適切なのはどれか．
1）服薬に関する不満を聞く…○
2）直ちに薬物療法を中止する…×
3）Aさんの訴えの不合理な点を指摘する…×
4）医師からの指示を受けて注射を施行する…×

H　薬にまつわる医療事故

　新聞やテレビで報じられる医療事故の報道に接したことはきっとあるはず．ハインリッヒの法則によれば重大事故の陰に29倍の軽度事故と300倍のニアミスが存在する．ヒヤリ・ハットとは文字通り「ひやっとした」「はっとした」という意味で，結果として事故にいたらなかったミス．医療機関ではこの法則を応用し，ヒヤリ・ハットの事例を集めることで重大事故を予防しようと取り組んでいる．しかし，どんなに努力しても医療事故は必ず起こるという前提で，起こったときにどう対応するかを決めておくことも大切．薬にまつわる医療事故について紹介するので，事故防止の一助にしていただきたい．

1. 酸素ボンベと二酸化炭素ボンベの取り違え（誤接続）

　本章序盤で解説したボンベはやはり最重要．厚生労働省からの通達も出ている（図8-6）．事故の多くは患者搬送などに使用することが多い小型ボンベの誤接続が原因．代表的な事例は以下の2つ．

　　① 手術が終わった患者を一般病棟に搬送する．

　　② 救命センターに入院後病状が安定した患者を一般病棟に搬送する．

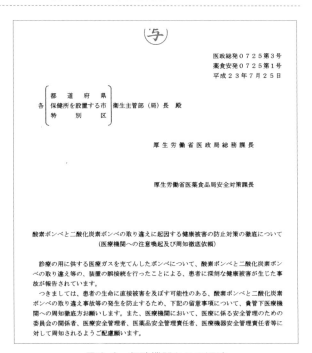

図8-6　行政機関からの通達

① 基礎知識（酸素は黒，二酸化炭素は緑）の教育を徹底する.
② 二酸化炭素ボンベに○○酸素などという会社名が印字されていることがあるので注意する.
③ ボンベの保管場所が暗いと黒と緑の区別が難しいことがあるので注意する.
④ ヨーク式バルブの採用（図 8-7）：もしボンベを間違えても接続できない.
⑤ 病室の酸素ガス吹き出し口は緑なので注意する.

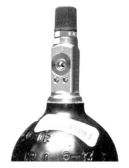

図 8-7　ヨーク式バルブ

2. リドカイン注射液の誤使用

　リドカイン注射製剤（抗不整脈薬，局所麻酔薬）は大事故に直結しやすい薬である. 異なる濃度の注射薬（点滴用リドカインと静注用リドカイン）が用意されていることがおもな原因. 点滴用リドカイン注射液を点滴投与するときに，2%液1アンプル（容量は5 mL）を準備するよう指示された看護師が，誤って，10%液（1アンプルは10 mL）を準備してしまった. その結果，リドカインの投与量が本来の100 mgから1,000 mgに増えてしまい事故に繋がった. 点滴用リドカイン注射液10%は塩酸リドカイン注として1分間に1〜2 mgの速度で静脈内に投与するのが基本だが，輸液ポンプの点滴速度の設定を間違って本来の5倍で投与してしまったなども事故の原因として報告されている. ちなみに，上記のアンプル選択ミスによる事故の多発を受けて10%点滴薬は製造が中止された.

3. ジギタリス製剤の計算ミス

　ジギタリス製剤はめずらしい薬ではなく，よく扱われるものである. しかし計算ミスで中毒や死亡例もあるので，甘く見てはいけない. 以下は事故の時系列とポイントである.
① 看護師Aが医師Bから0.05 mg × 1のジゴキシンの準備を指示された.
② 看護師Aは希釈するために0.25 mg/A（1 mL）のジゴキシンに生理食塩水10 mLを注入し，そこから2 mLを吸引した.
③ 先輩看護師Cに換算の確認をしたところ，ジゴキシンと生理食塩水は合わせて10 mLにしなければならなかったことに気づき，間違いがわかった.
④ いわゆる「換算」ミス. ミスのポイントは10倍希釈の意味を正しく理解していなかったこと. つまり，原液が1 mLなので，希釈液は10 mLではなくて，9 mLにしなければならなかった.

4. 塩化カリウム注射液原液の静注

原液を直接静脈内に投与すると心停止する．必ず希釈して投与しなければいけない．事故例としては，塩化カリウム注射液（20m L/A）を点滴バック内に混入するよう指示したが，看護師が誤って原液を静脈内に投与してしまったなど．事故防止のポイントは以下の2点．

① 希釈液は注射用蒸留水，5％ブドウ糖液，生理食塩水のいずれか．

② 希釈後の塩化カリウム濃度は 40 mEq/L 以下．

5. インスリン量の計算ミス（単位の誤認）

公益財団法人日本医療機能評価機構から定期的に届く医療事故情報を紹介する．後から振り返るとインスリン含量の誤認，インスリン単位の誤解から生じた事故だった．

> **医療事故情報（原文）**
> 看護師は，「ノボリンR注50単位＋生理食塩水50 mL」の指示を受けた．ノボリンR注のバイアル（1バイアル10 mL入り，1,000単位/10 mL）の「ノボリンR注100」の表示を見て1バイアルに100単位入っていると思った．そのため，点滴を作成する際，50単位を入れるところ，500単位を入れ，患者に投与した．　　　　　　　　　　　　　　　　　　　（公益財団法人 日本医療機能評価機構）

看護師はオン・ザ・ジョブですばやく，かつ正確に計算しなければならないので大変だが，焦らず慌てずラベル表示を確認するしかない．**図 8-8** はヒューマリン® R 注射液．ノボリン® R 注射液とほぼ同等のバイアルとそのパッケージである．事故の教訓が生かされたせいか，濃度の表示「100 単位 /mL」がハッキリ＆クッキリになった．

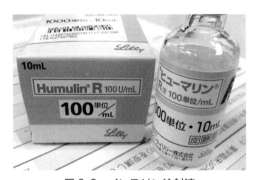

図 8-8　インスリン注射液

事故防止のためインスリン濃度は 100 単位 /mL で統一されている．
写真はヒューマリン® R.

6. その他の事故

・薬の間違い（処方箋への記入ミス）：アスペノン®とアスベリン®など最初の3文字が同じ薬は要注意.
・半アンプルを3アンプルと聞き間違えるなど.

7. 注射指示を出すとき，注射指示を受けるときの注意点

投与方法に関する指示を明確にしよう
・静脈内投与（静注）
・静脈内点滴投与（点滴静注）
・筋肉内投与（筋注）
・皮下投与（皮下注）

投与速度に関する指示を明確にしよう
・mL/h
・mL/min
・mg/h

8. アナフィラキシーへの注意

　2020年初頭から続いている新型コロナ感染症の拡大は（2022年11月現在）第8波の兆しがみえており，収束の兆しがみえているのかどうかも定かでない．ワクチン接種率も国によりバラツキがある．ところで，ワクチンを接種した場合，接種後少なくとも15分程度は接種会場内で経過観察を受けるのが決まりだが，これはアナフィラキシーへの対応である．アナフィラキシーを起こした接種者がいた場合のため，会場内にはアドレナリン注射液（**図8-9**）が用意されている．成人なら0.3mgを筋注する．アドレナリン注射液の力価が1mg/mLなので，アンプルから0.3mLを吸引して筋注する．最近ではアドレナリン0.3mgを自動的に注射してくれる使い捨てタイプのプレフィルドキットも利用できる．では，アナフィラキシーに関する非常に基本的な国試過去問にトライしてみよう．

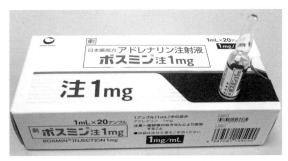

図8-9　アドレナリン注射液
写真はボスミン®.

例題 （看護師国家試験第103回午後問題62）

　　食物アレルギーのある8歳の児童がアナフィラキシーショックを発症した場合の対応として適切なのはどれか．

1）水分の補給

2）抗ヒスタミン薬の内服

3）副腎皮質ステロイド薬の吸入

4）アドレナリンの筋肉内注射

解　説

　　アナフィラキシーショックに対する第一選択はアドレナリンの筋注である．抗ヒスタミン薬の内服やステロイド薬の吸入は既にショック状態の患者にはほとんど意味がない対応である．水分補給についても同様である．したがって，正解は選択肢4．

正解　4

① 日本の法令で定められている酸素ボンベの色はどれか.

（第 101 回 午前 22）

1）赤
2）黄
3）緑
4）黒

② 鍵のかかる堅固な設備で保管しなければならないのはどれか.

（第 99 回 午後 17）

1）ヘパリン
2）インスリン
3）風疹ワクチン
4）モルヒネ塩酸塩

③ 医療機関における麻薬の取り扱いについて正しいのはどれか.

（第 103 回 午後 16）

1）麻薬と毒薬は一緒に保管する.
2）麻薬注射液は複数の患者に分割して用いる.
3）使用して残った麻薬注射液は病棟で廃棄する.
4）麻薬注射液の使用後のアンプルは麻薬管理責任者に返却する.

④ 麻薬の取り扱いで正しいのはどれか.

（第 100 回 午前 44）

1）看護師は麻薬施用者免許の申請ができる.
2）病棟での麻薬の保管は劇薬と同一の扱いにする.
3）使用後, アンプルに残った薬液は病棟で破棄する.
4）麻薬を紛失したら, 麻薬管理者は都道府県知事に届け出る.

⑤ 覚せい剤使用の影響で正しいのはどれか.

（第 100 回 午前 78）

1）精神依存は生じない.
2）ウェルニッケ脳症を生じる.
3）耐性が生じ, 使用量が増加する.
4）使用を中止すれば, 精神病症状は再燃しない.

⑥ インスリン製剤に使用される単位はどれか.

（第 99 回 午後 21）

1）モル（mol）
2）単位（U）
3）キロカロリー（kcal）
4）マイクログラム（μg）

（カッコ内は看護師国家試験の出題回と問題番号）

高齢者の身体的特徴

高齢者が病気になりやすい理由

● 身体レベルでも臓器レベルでも予備力が低下している．たとえば，ささいな原因で心不全が出現したり増悪したりする．さらに，その原因がよくわからないこともしばしば．つまり，いつも心不全のハイリスク状態にあるといえる．
● 自律神経機能が低下している．
● 反射機能が低下している ⇒ 飲み込みが苦手になり誤嚥しやすい．
● 免疫力が低下している．
● 栄養障害や脱水症が起きやすい．
● 環境の変化に順応しにくい．
● 薬物代謝能が低下している．

高齢者の病気の特徴

● 病気になりやすく，一度病気になるとなかなか治らない．
● 無症状な場合も多く，症状が出現しても症状がさまざま（非定型）で，原因がわかりにくい場合が多い．
● 症状は個人差が大きい．
● 合併症を起こしやすい（慢性的に多臓器的になりやすい）．
● 精神障害，意識障害を起こしやすい ⇒ 病室が変わっただけでせん妄を起こす場合がある．
● 薬物の副作用が発生しやすい．ベンゾジアゼピン系薬は抗不安作用や催眠・鎮静作用を期待して不眠症に処方されるが，高齢者では副作用（眠気，ふらつきなど）が発生しやすいので，転倒・転落リスクが非常に高まる．
● 高齢者は抵抗力が弱いので急激な変化を起こしやすい．

高齢者に脱水が起きやすい理由（国試頻出）

● 体内水分量が低下しているので予備の水分量が少ない．
● 腎機能（尿濃縮力）が低下しているので尿量が多い．
● 視床下部にある口渇中枢の機能が低下しているので，口渇を感じる能力が低下している．

高齢者の薬物代謝

● 腎臓からの薬物・薬物代謝産物の排泄が遅延しやすい．
● 肝臓では肝血流量が減少するだけでなく，薬物を代謝する酵素の活性も低下している．
● 腎・肝機能の低下の相乗効果により，薬物代謝は遅延する．
● 加齢により肝機能が低下すると初回通過効果が低下する ⇒ 消化管から吸収され肝臓で代謝されずに通過して全身に運ばれる薬物量は増加する．
● 加齢に伴う体内脂肪の増加（および筋肉量の減少）により脂溶性薬物が蓄積しやすい．
● 最もポピュラーな脂溶性薬物が全身麻酔薬．つまり，高齢者に全身麻酔薬を使用すると術後の覚醒が遅くなるということ．

小児・妊婦への与薬と注意

- 新生児や乳児は代謝や排泄が未発達なので薬の作用も副作用も強く現れやすい. ただし, 体重当たりの水分量が成人より多いため水溶性薬物の血中濃度は低くなりやすい.
- 代表的な禁忌薬は抗菌薬ミノサイクリン.
- 小児用バファリンにはアスピリンは入っていない.
- 食物アレルギーのある小児への薬の処方は慎重に行う必要がある.
  - ・タンニン酸アルブミン ⇒ 牛乳アレルギー
  - ・塩化リゾチーム ⇒ 卵白アレルギー など
- 小児白血病の約75%は急性リンパ性. 抗がん薬, ステロイド薬, アスパラギナーゼ, 抗菌薬(抗がん性抗生物質)などを併用した化学療法が適応される. おもな副作用は骨髄抑制, 脱毛, 悪心・嘔吐.
- 小児薬用量の計算式(アウグスバーガーの式)(p.26 参照)
  - ・小児薬用量 / 成人量 = (0.4 × 年齢 + 20)/100
  - ・体表面積当たりの投与量の場合はまず体表面積を計算し, それから薬用量を計算する.
- 妊婦と授乳婦には禁忌薬や慎重投与薬が多い(表).

表　おもな禁忌薬と慎重投与薬

種　類	禁忌薬あるいは慎重投与薬
抗菌薬	カナマイシン, ストレプトマイシン, テトラサイクリン
抗ウイルス薬	抗インフルエンザウイルス薬はできるだけ避ける
降圧薬	ACE 阻害薬, ARB
抗血栓薬	ワルファリン
NSAIDs	インドメタシン, ジクロフェナク
消化性潰瘍薬	ミソプロストールなどのプロスタグランジン製剤
糖尿病治療薬	経口糖尿病治療薬はできるだけ避け, インスリン療法に変更
ホルモン関連	男性ホルモン

救命救急

　多くの病棟で図のような救急カートが常備されている．そこでここでは，救急カートの常備薬を紹介する．気管内挿管セット（喉頭鏡やチューブなど）や表にリストアップしたような常備薬が収納されている．救急で訪れる患者さんはではどのような理由で来院するか，またどのような薬を用意しておかねばならないかを想像してみるととても勉強になる．いざという時にパニックにならないためにも，現場に出たらぜひイメージトレーニングをしてほしい．

表　救命救急カートの常備注射薬の例

一般名	薬種 / 薬効など
エチレフリン注射液（10mg/mL）	アドレナリン作動薬 / 強心作用
アドレナリン注射液（1mg/1mL）	アドレナリン作動薬 / 強心作用
デスラノシド注射薬（0.4mg/1mL）	ジギタリス製剤 / 強心作用
ベラパミル注射薬	カルシウム拮抗性不整脈治療薬
フロセミド注射薬（20mg/2mL）	利尿降圧薬
炭酸水素ナトリウム注射液（7%液，20mL）	アシドーシス治療薬
注射用メチルプレドニゾロン（500 mg/A）	副腎皮質ホルモン製剤 / 抗ショック作用
アミノフィリン注射薬（250mg/10mL）	気管支拡張薬 / 抗喘息作用
ジアゼパム注射薬（5mg/1mL，10 mg/2mL）	マイナートランキライザ　 / 抗けいれん作用
グルコン酸カルシウム注射液（8.5%液）	カルシウム補給薬 / 抗テタニー作用
カルバゾクロムスルホン酸注射液（0.5%液）	血管強化薬 / 止血作用
トラネキサム酸注射薬（5%液，10%液）	抗プラスミン薬 / 止血作用
リドカイン注射薬（点滴用と静注用）	局所麻酔薬 / 抗不整脈作用
フェニトイン注射薬（250 mg/5mL）	抗てんかん薬 / 抗けいれん作用
ペンタゾシン注射薬	非麻薬性鎮痛薬
ハロペリドール注射薬	ドパミン受容体拮抗薬 / 鎮静作用
注射用ヒドロコルチゾン	副腎皮質ホルモン製剤 / 抗ショック作用
注射用蒸留水	薬剤希釈用
生理食塩水（0.9%塩化ナトリウム液）	
糖液（5% 液，20%液，50%液など各種）	

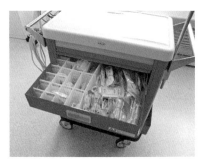

図　救急カート

赤文字は正解，その下は解説です．

第1章

① 4）静脈内注射

　効果発現の早さは経口与薬 < 皮下注射 < 直腸内与薬 < 静脈内注射の順にアップする．

② 4）静脈内注射

　皮内注射は薬物の投与というよりアレルギー検査のために実施されることが多いので正解にはなり得ない．残りの選択肢に関しては，皮下注射 < 筋肉内注射 < 静脈内注射の順に血中濃度の上昇が速くなる．ちなみに同じ問題が第94回の国試にも出題された．

③ 4）全身用経皮吸収薬

　全身用経皮吸収薬はいわゆる貼り薬である．薬物は貼付部皮下の血管経由で大循環に入る．薬物がゆっくりゆっくり「滲み出る」ので長期間血中濃度を一定に保つことができる．肝臓での初回通過効果は受けない．

④ 2）肝臓

　初回通過効果は門脈が流入する肝臓で起こる．

⑤ 3）有効成分は直腸粘膜から直接吸収される

　坐剤は冷蔵保管．人工肛門に適応することもある．内肛門括約筋を越えるところまで坐剤を挿入する必要があるので，肛門から距離は4cm以上．有効成分は直腸粘膜から直接吸収される．

⑥ 4）静脈内注射

　坐剤の吸収は筋肉内注射の場合より速いので，薬剤の血中濃度は，経口薬 < 筋肉内注射 < 坐剤 < 静脈内注射の順に速くなる．

第2章

① 2）高血糖

　高血糖は非定型抗精神病薬であるオランザピンとクエチアピンに共通した副作用である．糖尿病患者への投与は慎重に．

② 2）貼付部位は毎回変える

　フェンタニル貼付剤は室温保存．高温を避けた室温保存で使用期限は2年である．通常，成人に対し胸部，腹部，上腕部，大腿部等に貼付し，3日毎（約72時間）に貼りかえて使用する．毎回貼付部位を変

えることが望ましい．本剤貼付中に痛みが増強した場合や疼痛が管理されている患者で突出痛（一時的にあらわれる強い痛み）が発現した場合には，直ちにモルヒネの追加投与（レスキュー）を行って鎮痛をはかることになる．さらに連用中における急激な減量は，退薬症候があらわれることがあるので行わないことになっている．オピオイド鎮痛薬の継続的な投与を必要とする，がん性疼痛の管理に使用するためのものであり，3日ごとに貼りかえる必要があるので頓用（毎食後など決められた時間に飲むのではなく，症状の強い時などに限って用いる）には適さない．国家試験の第97回午前問題97でも類題が出題されていた．

③ 1）フェンタニル

　選択肢の中で貼用するのはフェンタニルだけ．経口投与できないのもフェンタニルだけ．注射できないのはリン酸コデインだけである．

④ 2）緑内障，4）前立腺肥大症

　抗コリン薬のおもな副作用は口渇と便秘，眼圧上昇，排尿障害と尿閉，心悸亢進と頻脈．したがって正解は緑内障と前立腺肥大症．第93回国試で「抗コリン薬投与後の観察に際して優先順位の低いものはどれか」という設問があった（午前問題112）．選択肢は頭痛と眼痛，排尿障害，低血糖，便秘．答えは当然，低血糖だ．眼圧上昇は頭痛や眼痛を引き起こす可能性が高い．排尿機能に関しては一般に，コリン作動薬は排尿促進，抗コリン薬は排尿抑制的と覚えておくと役に立つ．疥癬は寄生虫感染症．認知症の治療薬はコリン作動薬だ．骨折とアセチルコリンは関係性に乏しい．

第3章

① 1）ヨード制限食

　甲状腺ホルモンがその構造の一部にヨウ素を含んでいること，そのためにヨウ素が甲状腺に取り込まれやすいことを知っているかどうかがポイント．甲状腺機能検査，特に甲状腺シンチグラムはアイソトープ（^{131}I）を甲状腺にしっかり取り込ませることが大前提で，それを邪魔しないため検査前にヨウ素に富む食品（わかめなどの海藻類）は制限される．

②1）亜鉛欠乏

体内では常に細胞の新旧交代，つまり新陳代謝（しんちんたいしゃ）が行われている．その際に動員される細胞内酵素の多くが亜鉛を必要とするため，新陳代謝が盛んな細胞ほど亜鉛不足に弱いというのが原則．味覚の受容器である味細胞は体内で最も新陳代謝が盛んな細胞の一つ．亜鉛が不足すると真っ先に新陳代謝がストップする．ちなみに，亜鉛が不足したときに出現しやすい症状（およびその理由）を箇条書きにすると次の通り．

・味覚障害（味細胞の新旧交代の障害）
・脱毛（毛髪の新旧交代の障害）
・皮膚病（皮膚コラーゲンの分解障害）
・創傷治癒の遅延（肉芽形成障害）

③2）ビタミンC

ビタミンは脂溶性ビタミン（A，D，E，K）と水溶性ビタミン（B群，C）に大別される（p.66，表3-4・3-5参照）．

④1）胃全摘手術

ビタミンB_{12}や葉酸の欠乏により生じる貧血が悪性貧血．ほとんどは胃切除後の胃内因子欠乏による腸管でのビタミンB_{12}吸収障害が原因．

第4章

①4）プレドニゾロン

満月様顔貌は副腎皮質ステロイド薬に特有の副作用なので，正解はプレドニゾロン．

②3）アスピリン

アスピリンは代表的な非ステロイド性抗炎症薬（NSAIDs）であると同時に抗血小板薬としても多用されている．抗トロンビン薬ヘパリン，およびビタミンK拮抗薬ワルファリンは抗血液凝固薬として多用されるが，抗血小板作用や抗炎症作用はない．アルブミンは血清タンパク質で血漿膠質浸透圧の維持，血流を介した物質運搬などにかかわるが血小板や炎症には無関係．

③2）抗菌薬

国家試験では必修問題レベル．ペニシリンは世界で初めて開発された抗菌薬．

④2）アシクロビル

アシクロビルは抗ヘルペスウイルス薬．語尾のビルはウイルスの英語表記virusの最初の3文字に相当．残りの3薬はすべて抗菌薬．アムホテリシンBは真

菌症の治療に用いられる．

⑤1）嘔吐

消化器症状（嘔吐，下痢，口内炎）や脱毛などが起こりやすい．抗がん薬は骨髄機能を抑制するため赤血球，白血球，血小板が減りやすい．赤血球減少は貧血（症状としては動悸，息切れなど），白血球減少は易感染性（かぜを引きやすいなど），血小板減少は出血傾向（歯肉からの出血など）の原因となる．

⑥1）エタノール

結核菌の消毒に効果があるのは中水準以上の消毒薬．エタノールだけが中水準，残りはすべて低水準なので，正解は1）のエタノール．

⑦1）細菌芽胞

芽胞は熱や消毒薬に対して強い抵抗性をもつ．完全に死滅させるには，オートクレーブ滅菌・乾熱滅菌，消毒薬としてはグルタルアルデヒドしかない．破傷風菌，ボツリヌス菌，炭疽菌などが芽胞をもつ．芽胞をもたない細菌群を栄養型細菌という．大半の消毒薬が有効である．ウイルスは細菌とは異なり，遺伝子はDNAかRNAのどちらかしかもたない．DNAのみをもつものをDNAウイルス，RNAのみをもつものをRNAウイルスとよぶ．2%グルタラール，次亜塩素酸ナトリウム，消毒用エタノール，70%イソプロパノール，2.5%ポビドンヨードなどが有効である．

第5章

①1）脳梗塞

心房細動が持続すると左心房内に血栓が形成されやすく，脳梗塞の原因となる（p.100，ADVANCE「心房細動の治療薬」参照）．血栓の流路は，左心房 ⇒ 左心室 ⇒ 大動脈 ⇒ 脳動脈．

②3）血圧の低下

ニトログリセリンは狭心症の特効薬だ．冠動脈拡張作用により心臓への血液供給量，つまり酸素供給量をアップさせる．副作用は末梢血管拡張による血圧低下．

③3）アドレナリン

アドレナリンの作用は多彩だが，血管系に限定すると昇圧作用（p.109，表5-4参照）．インスリンの作用は血糖値低下，ワルファリンの作用は血液凝固阻止，ニトログリセリンの作用は血管拡張（副作用は低血圧）．

④5）ビタミンK

ワルファリンはビタミンKに拮抗して（肝臓での）血液凝固因子の産生を抑制する.

⑤ 3）プラスミン

血液凝固・血栓形成・血栓溶解に関する基礎的な問題. 正解はプラスミン. 血液凝固は模式図のように外因系と内因系，および共通系で行われる. 外因系では損傷組織由来の第3因子が引き金になり第7因子が活性化され，その後共通系に移行. 内因系では血管壁のコラーゲンが働き第8因子，第9因子，第11因子，第12因子が活性化され，その後共通系に移行. 共通系の第一段階は外因系と内因系から活性化される第5因子と第10因子である. 以後第2因子（プロトロンビン），第1因子（フィブリノゲン）と進みフィブリンが形成された後，第13因子による補強が行われ，最後にプラスミンによる溶解が行われる. ちなみに第1因子（フィブリノゲン）は水溶性だが，フィブリンは不溶性である.

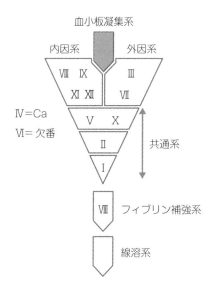

第6章

① 1）0.9％

基本中の基本問題である. 生理食塩水 1,000 mL 中には塩化ナトリウムが 9 g 入っている. 計算方法は $\left(\dfrac{9}{1,000}\right) \times 100 = 0.9$. 食塩水の量が増減しても濃度 0.9％は変わらないが，塩化ナトリウムの量は変わる. 500 mL なら 4.5 g，2,000 mL なら 18 g という具合. ちなみにこの 0.9％は 154 mEq/L に相当する（p.133，表 6-1 参照）.

② ③

①はボンベの元栓，②は流量計，③は流量調節バルブ，④は圧力計接続ジョイント（酸素供給口ともいえる）.

③ 2）酸素を吸入しながら入浴できる

濃縮機は寝室だけでなく応接室や書斎にも設置できる. ただし，設置場所は火気から十分離れていなければならない. 条件さえ整えば，入浴中に酸素を吸うことも可能. さらに，携帯型酸素ボンベ持参で外出もできる. 消去法により正解は 2. 患者自身が流量を調節できそうだが，これは主治医が適切に判断し，流量を決定することになっている. 患者が自己判断で変更してはいけない.

第7章

① 4）午後8時

この問題は 500 mL の液を流量 50 mL/ 時でポンプ駆動すると何時間かかるか，つまり所要時間を計算する第1段階と，午前 10 時にその所要時間を足すと午後何時になるかを計算する第2段階からなる. まず，所要時間は，500 ÷ 50 ＝ 10 時間. 次の終了時刻は午前 10 時の 10 時間後なので午後8時となる.

② 4）150分

この問題は2段階で解く. 第1段階では満タンの 500 L 酸素ボンベを使用して 2 L/ 分で酸素吸収を行うと何分間吸収できるかを考える. 500 ÷ 2 ＝ 250 分間. この問題では満タンではないというところがポイント. どれくらい満タンでないかといえば 9 ÷ 15 ＝ 0.6，つまり満タン率 60％ということ. 第2段階は，満タンで 250 分間なら満タン率 60％ では何分間か，という比例式を考える. すると，答えは 250 × 0.6 ＝ 150 分間. ちなみに，第 94 回午前問題 59 にも全く同じ設定の問題が出題された.

ここで一般式を考えてみよう. まず計算式 500 ÷ 2 の 500 はボンベの容量（単位は L），2 は流量（単位は L/ 分）を表している. 次に 9 ÷ 15 の 9 と 15 はそれぞれ残圧と充填圧（単位はどちらも MPa）だった. ということで，一般式は次式となる.

$$使用可能な時間 = \frac{ボンベの容量}{流量} \times \frac{残圧}{充填圧}$$

③ 3）40滴/分

まず点滴静脈内注射 360 mL が何滴に相当するかを計算する. 1 mL で 20 滴なので，360 mL なら

何滴かという比例で考えてみる．答えは360 ×
20 ＝ 7,200．単位の組み立てはmL × 滴/mL ＝
滴．これを3時間（180分）で点滴終了するという
こと．求める滴下速度は，7,200 ÷ 180 ＝ 40に
なる．単位の組み立ては，滴÷分 ＝ 滴/分で，40
滴/分が正解．

　ここで一般式を考えてみよう．計算式360 × 20
＝ 7,200の360は輸液量，20は輸液セットのタイ
プだった．ということで，一般式は次式となる．

滴下速度（滴/分）

$$= \frac{（輸液量 × 輸液セットのタイプ）}{時間（分）}$$

④2）50
　問題③で立てた一般式に数値を代入する．

滴下速度（滴下数/分）

$$= \frac{（輸液量 × 輸液セットのタイプ）}{時間（分）}$$

$$= \frac{（750 × 20）}{300} \quad （5時間 ＝ 300分）$$

$$= \frac{15,000}{300}$$

$$= 50（滴/分）$$

⑤2）25滴
　問題③で立てた一般式に数値を代入する．

滴下速度（滴/分）

$$= \frac{（輸液量 × 輸液セットのタイプ）}{時間（分）}$$

$$= \frac{（1,800 × 20）}{1,440} \quad （24時間 ＝ 1,440分）$$

$$= \frac{36,000}{1,440}$$

$$= 25（滴/分）$$

⑥3）1.5 mL
　20 mgで2 mLなので，15 mgなら何mLか
ということ．計算式を立てるまでもなく1.5 mLが正
解．念のため一般式を使って計算してみよう．p.195
の図7-6は注射液のラベル．20 mg/2 mLと印字
されている．これが一般式中の薬液濃度に相当する．

薬液の濃度 × 必要な液量 ＝ 必要な力価
薬液の濃度 ＝ 力価 ÷ アンプル中の液量

∴ 必要な液量
　＝ 必要な力価 ÷ 薬液の濃度
　＝ 必要な力価 ÷（力価/アンプル中の液量）
　＝ 15 mg ÷（20 mg/2 mL）
　＝ 15 mg × 2 mL ÷ 20 mg
　＝ 30 ÷ 20
　　（単位の組み立てはmg × mL ÷ mg ＝ mL）
　＝ 1.5 mL

第8章

①4）黒
　表8-5（および，図6-13）のように酸素ボンベ
の色は黒．

②4）モルヒネ塩酸塩
　麻薬及び向精神薬取締法第34条に関する出題．麻
薬は鍵をかけた堅固な設備内に保管されなければいけ
ない．ちなみにほぼ同じ問題が第94回国試でも出題
された．

③4）麻薬注射液の使用後のアンプルは麻薬管理責任
　　者に返却する
　麻薬と毒薬は鍵のかかる設備にそれぞれ別に保管す
る．麻薬注射液は原則として1人の患者にのみ使用
し，残った薬液や使用後のアンプルはすべて麻薬管理
責任者に返さなければならない．

④4）麻薬を紛失したら，麻薬管理者は都道府県知事
　　に届け出る
　問題③と似たような問題なので，選択肢2と3に
ついては問題③の解説を参照．麻薬施用者免許は医師，
歯科医師，獣医師に限られる．

⑤3）耐性が生じ，使用量が増加する
　覚醒剤の特徴は依存性と耐性．耐性のため使用量が
増加する一方，使用を中止しても精神病症状が再燃す
るリスクが残る．ウェルニッケ脳症はビタミンB_1欠
乏がおもな原因．

⑥2）単位（U）
　ヒューマリン®R（p.174，図8-8参照）でもわ
かるように，「単位/mL」が正解．

📖 参考文献・引用文献

1) J.D.Gatford, C.N.Phillips：看護計算. 時政孝行（訳），エルゼビア・ジャパン，2007.
2) 時政孝行：与薬に必須の計算能力の向上・教授法. 看護教育，49(3)，2008.
3) 桒子　研：まるわかり！基礎物理. 改定2版，時政孝行（監修），南山堂，2021.
4) 松岡雅忠：まるわかり！基礎化学. 改定2版，田中永一郎（監修），南山堂，2021.
5) 小林秀明：まるわかり！基礎生物. 小林直人（監修），南山堂，2014.
6) 木下　勉，小林秀明，浅賀宏昭：ZEROからの生命科学. 南山堂，2015.
7) 看護師国家試験問題：厚生労働省ホームページ（http://www.mhlw.go.jp/）

資料提供
・図4-5「消毒に使う装置」
・図7-5「500Lボンベとそれに装着する圧力計」
・図8-3「医療用酸素のアウトレット」
　以上の写真は医療法人柳育会 柳病院ならびに八女リハビリ病院のご厚意によりご提供いただいた.

日本語索引

わ

外 国 語 索 引

著者略歴

時 政 孝 行

1979 年に久留米大学医学部卒業．米国ロヨラ大学医学部，米国マサチューセッツ工科大学に留学後，久留米大学医学部助教授を経て 1995 年東海大学医学部教授となる．この間，心臓や神経の生理学および薬理学の研究に従事．その後，久留米リハビリテーション病院副院長，きやま高尾病院院長／高尾看護専門学校校長，八女リハビリ病院副院長，グリーンビュー希望ヶ丘施設長を歴任し，老年医学の臨床にあたりながら看護大学や看護専門学校で看護教育に携わる．2001 年から2022 年 6 月まで久留米大学医学部客員教授として生涯現役で活躍．著書に『まるわかり！基礎物理（南山堂）』，『看護に必要なやりなおし数学・物理（照林社）』，『看護に必要なやりなおし生物・化学（照林社）』，『看護計算 薬用量計算トレーニング（エルゼビア・ジャパン）』など．

はじめる！つかえる！ 看護のための薬理学

2017 年 1 月 5 日　1 版 1 刷　　　　　　　　　　©2023
2023 年 3 月 1 日　2 版 1 刷

著　者
ときまさたかゆき
時政孝行

発行者
株式会社 南山堂　代表者 鈴木幹太
〒113-0034　東京都文京区湯島 4-1-11
TEL 代表 03-5689-7850　　www.nanzando.com

ISBN 978-4-525-14112-7

A141121020201-A